Hildegard Winter-Stein

Werde der, der du bist – werde Mensch

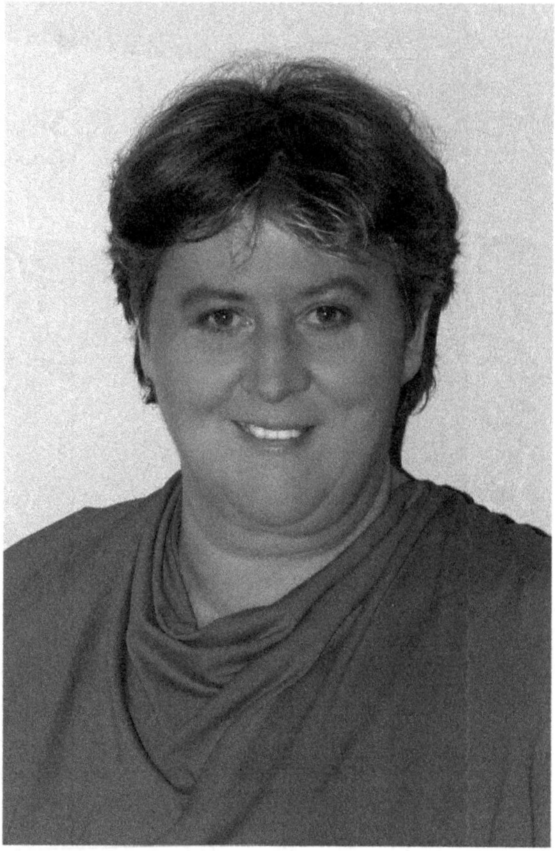

Hildegard Winter-Stein

HILDEGARD WINTER-STEIN

Werde der, der du bist – werde Mensch

Grundlagen zur Anthropologischen Medizin
Hagiotherapie für Laien erklärt

CHRISTIANA-VERLAG
im Fe-Medienverlag • D-88353 Kisslegg-Immenried

Biografische Angaben

Hildegard Winter-Stein, Jahrgang 1961, ist verheiratet und hat zwei erwachsene Kinder. Die Frage und die Suche nach dem „etwas mehr im Leben" führte sie im Jahre 2004 zur Grundschulung der Hagiotherapie nach Fulda. Es folgten etliche Weiterbildungsseminare, die damals auch in Deutschland stattfanden.
Aufgrund der positiven Erfahrungen, die sie bei sich selbst und in ihrem Umkreis erleben durfte, folgten die Sommerstudien zur Hagiotherapie in Zagreb von 2009-2013 bei Professor Dr. Tomislav Ivančić, dem Begründer der Hagiotherapie und Anthropologischen Medizin.
In ihrer Diplomarbeit, die von Professor Ivančić im Jahre 2010 mit sehr gut bewertet wurde, entwickelte sie einen auf die Hagiotherapie bezogenen Dokumentationsbogen, so dass die wissenschaftliche Arbeit dokumentiert werden kann.
Aufgrund der positiven Einschätzung begann sie, Wochenendseminare zur Hagiotherapie im Saarland und bald überregional zu halten.

Die Autorin kann zu Vorträgen oder Seminaren zum Thema eingeladen werden.
Der Fe-Medienverlag knüpft hierzu gerne den Kontakt.

Bildnachweis:
1. Umschlagseite: istockphoto.de

2. Auflage 2015

VIA VERITAS VITA

im Fe-Medienverlag, Hauptstr. 22, D-88353 Kisslegg-Immenried • www.fe-medien.de

Druck: CPI books GmbH – Printed in EU

ISBN 978-3-7171-1231-0

Inhaltsverzeichnis

Inhaltsverzeichnis 5

Vorwort 7

Einleitung 8

1. Kapitel: Was unterscheidet den Menschen von Tieren und Pflanzen? 9

2. Kapitel: Der Mensch ist unbegrenzt. So kann er erkennen, lernen, wachsen 32

3. Kapitel: Nur was ich empfangen habe, kann ich weitergeben 61

4. Kapitel: Wir alle haben „Mangel“ 83

5. Kapitel: Der Weg der Anthropologischen Medizin und der Hagiotherapie in der Praxis 101

6. Kapitel: Unterscheidung der Anthropologischen Medizin mit der Methode der Hagiotherapie zur Psychologie - dargelegt an Aussagen der Logotherapie 193

7. Kapitel: Mikro- und Makrotherapie in der Anthropologischen Medizin und der Hagiotherapie 200

8. Kapitel: Stellvertretende Schritte der Hagiotherapie gehen 208

9. Kapitel: Die Entwicklung geht weiter 211

Schlusswort 223

Anhang 226

Sachregister 241

Detailliertes Inhaltsverzeichnis 249

Quellenverzeichnis 255

Literaturliste 258

Meiner Familie,
immer wart ihr da,
respektiertet meine Arbeit
akzeptiertet mein Tun.
Danke!

Danke allen, die mich unterstützten
dieses Buch zu schreiben.

Mein ganz besonderer Dank gilt Agnes Hecker,
die auch an dieser zweiten Auflage
wieder sehr intensiv mitgearbeitet hat.

Vor allem Dank an
Prof. Dr. Tomislav Ivančić,
für sein Lebenswerk.

Vorwort

In diesem Buch schreibe ich über ganz normale Menschen im ganz normalen Leben.

Wir alle wissen, dass der Mensch ein sehr komplexes Wesen ist.

In allen Bereichen gibt es die Gesundheit, aber auch die Möglichkeit zur Verletzung, zum Mangel.

In diesem Buch zeige ich einen Weg auf, den Mangel im Geist des Menschen zu heilen.

Anthropologische Medizin und Hagiotherapie will dem Menschen helfen, frei zu werden *von* den Belastungen seines Lebens und frei zu werden *für* neue schöpferische Handlungsweisen.

Allen Lesern wünsche ich eine spannende Reise zu ihren eigenen faszinierenden Möglichkeiten.

Einleitung

Der Mensch lebt immer auf der Suche nach dem Sinn, nach seinem Lebenssinn. Er erlebt sich als der stetig Fortschreitende und doch gleichzeitig als der Vergängliche. Er entwickelt sich weiter und stößt doch an Grenzen. Stärken und Schwächen, Gesundheit und Krankheit, Fortschritt und Rückschritt gehören zu seinem Leben. Diese Erfahrungen macht er auf der Ebene des Körpers, der Psyche und des Geistes.

Seit über 20 Jahren beschäftigt sich Prof. Dr. Tomislav Ivančić, Zagreb, mit den Fragen:

Was ist der menschliche Geist? Wie funktioniert er? Wie kann man die Schmerzen und Leiden, die der Mensch in seiner geistigen Seele erlebt, lindern oder heilen? Wie kann man dem Menschen helfen, wieder das zu sein, was er eigentlich ist? Wie kann er seine Menschlichkeit und damit seine Würde zurückgewinnen?

Im Verlauf seiner Forschungen erkannte er, dass der Geist des Menschen eine Ebene darstellt, die ihre ganz eigenen *Gesetzmäßigkeiten* aufweist. Er deckte auf, dass auch der Geist des Menschen verwundet sein kann.
Wie die Medizin für den Körper und die Psychiatrie/Psychologie für die Psyche, steht nun nach jahrelangen Studien im Bereich der Geistseele fest, dass die Anthropologische Medizin als wissenschaftliche Disziplin mit der Methode der Hagiotherapie [1] geeignet ist, die Geistseele des Menschen zur Heilung zu führen.

Im deutschsprachigen Raum erfolgt hiermit erstmals eine Ausarbeitung, die „den roten Faden"[2] der Anthropologischen Medizin und der Hagiotherapie, ihre Pathologie und Therapie, darlegt, erläutert und erklärt.

---

[1] vgl. Prof. Dr. Ivančić Tomislav, IV. Internationales Studium der Anthropologischen Medizin und der Hagiotherapie, Zagreb 2012

[2] Loss Renate, Im persönlichen Gespräch in Fulda, Fortbildung im Februar 2005: „Es gibt den roten Faden in der Hagiotherapie und du kannst ihn finden!"

1. Kapitel: Was unterscheidet den Menschen von Tieren und Pflanzen?

Ich schreibe über die Grundlagen der Anthropologischen Medizin und der Hagiotherapie.[3]

Wortbedeutung „Anthropologische Medizin“

„Anthropos“ bedeutet Mensch. „Logia“ bedeutet Lehre oder Wissenschaft. „Medizin“ bedeutet Heilkunde. Anthropologische Medizin ist die Lehre von der Heilkunde für den Menschen.

Professor Ivančić erläutert:
„Mit dieser Bezeichnung führt A. Jores (Der Mensch und seine Krankheit, Grundlagen einer anthropologischen Medizin) die Heilung von Krankheiten an, welche nur dem Menschen eigen sind, da sie weder bei Pflanzen noch bei Tieren auftreten und die Schulmedizin ihre Ursachen nicht kennt, da diese in der menschlichen geistigen Ebene zu finden ist. [sic].“[4]

Wortbedeutung „Hagiotherapie“[5]

Hagiotherapie kommt aus dem Griechischen. „Hagios“ bedeutet heilig. „Therapeua“ bedeutet Therapie. Heute meint Therapie Pflege, Behandlung. Ursprünglich meinte es, jemanden verehren, respektieren. Erst die zweite und dritte Bedeutung waren behandeln, pflegen. Verbindet man diese beiden Bedeutungen, geht es in der Hagiotherapie

---

[3] Die Inhalte des Buches sind entnommen:
- den Grundschulungen zur Hagiotherapie (Fulda 2004 - 2006),
- den Weiterbildungsseminaren von Herrn Professor Dr. T. Ivančić und seinem Buch „Diagnose der Seele und Hagiotherapie“,
- den Internat. Studien der Hagiotherapie in Zagreb von 2009 – 2012,
- den Erfahrungen aus meiner ehrenamtlichen Arbeit.
Die Quellen werden an den entsprechenden Stellen angegeben.

[4] Prof. Dr. Ivančić Tomislav, IV. Internationales Studium der Anthropologischen Medizin und der Hagiotherapie Zagreb 2012, deutsches Skript S. 2

[5] vgl. Prof. Dr. Ivančić Tomislav, 24. – 27. 7. 2008 Wigratzbad, CD-Aufnahme 01, sowie Hohmann Angela, Mitschrift der CD 01, Fulda, Skript Seite 3 (CD 01/Seite 3)

um die Ehrfurcht vor dem Heiligen, das in jedem Menschen, in seinem inneren gesunden Kern vorhanden ist.
Durch Forschung und Erprobung hat sich gezeigt, wie Hagiotherapie Anthropologische Medizin ist[6] und so für alle Menschen genutzt werden kann.

Anthropologische Medizin untersucht und heilt mit der Methode der Hagiotherapie die Geistseele

Die *Geistseele* ist das *spezifische Objekt* der Anthropologischen Medizin und der Hagiotherapie.[7]

Vielleicht kennen Sie die Art und Weise, den Menschen einzuteilen in die Bereiche von Körper – Seele – Geist. Als Denkmodell hilft diese Einteilung zu verstehen, wie Anthropologische Medizin ein eigener Bereich ist.

Anthropologische Medizin und Hagiotherapie teilt anders ein und sagt: Der Mensch ist Körper und Seele. Diese Seele hat zwei Bereiche, den *Bereich des Geistes* – er ist der übergeordnete Bereich und *den Bereich der Psyche* – er ist dem Bereich des Geistes untergeordnet.

Zu Beginn meiner ersten Schulung in Hagiotherapie erklärte die Dozentin:[8] Wenn eine Mutter ihr Kind verliert, ist das immer eine Wunde im geistigen Bereich der Seele. Psychologen helfen, dass solche Eltern das Leben wieder aushalten und gestalten können, aber die Wunde heilt nicht in der Tiefe. Die Anthropologische Medizin sucht mittels der Methode der Hagiotherapie, diese Wunden zu heilen. Wer sich mit Anthropologischer Medizin und Hagiotherapie befasst, beschäftigt sich also mit der Ebene des menschlichen Geistes.

---

[6] vgl. Prof. Dr. Ivančić Tomislav, IV. Internationales Studium der Anthropologischen Medizin und der Hagiotherapie, Zagreb 2012, deutsches Skript, S. 1f
[7] vgl. Prof. Dr. Ivančić Tomislav, IV. Internationales Studium der Anthropologischen Medizin und der Hagiotherapie, Zagreb 2012, deutsches Skript S. 4
[8] vgl. Dr. Marinović Marina, Grundschulung zur Hagiotherapie, Fulda 2004

Zur Erläuterung ein Fallbeispiel:[9]

Ein Mann litt, als er in Zagreb ins Zentrum für geistige Hilfe kam, seit zwei Jahren an einem Posttraumatischen Belastungssyndrom (PTBS).[10]

Das Problem entstand nach einem Autounfall, bei dem er einen Fahrradfahrer ohne eigene Schuld angefahren hatte. Es nützte nichts, dass alle ihm sagten, er habe keine Schuld. Das Gericht erkannte seine Unschuld. Auch dies half ihm nicht.

Der Fragebogen im Zentrum für geistige Hilfe ergab Folgendes: Der Mann war vor Jahren im Krieg (Jugoslawien) mit seinem Freund über eine Mine gefahren. Sein Freund kam dabei ums Leben. Die damit verbundenen Verletzungen in der Geistseele hatten bisher zu keinen erkennbaren Problemen geführt und waren ihm so auch nicht bewusst. Seit dem Fahrradunfall entwickelte er ein PTBS. Der Fahrradunfall war der Auslöser. Das Problem lag aber Jahre zurück. Der Mann wurde im Zentrum nach der Methode der Hagiotherapie betreut. Besonders seine unberechtigten Schuldgefühle bedurften der Heilung. Das PTBS verschwand.

Im Folgenden befassen wir uns also mit der *Geistseele* des Menschen.

Auf der Ebene der Geistseele[11]

- möchte man den Schmerz lindern, der durch den Bruch moralisch-ethischer Gesetze entstanden ist.
- will man helfen, dass der Mensch sich mit seinem Ursprung verbindet.
- möchte man helfen, die Folgen der existenziellen Angst und der Sinnlosigkeit zu beseitigen.

---

[9] vgl. Dr. Marinović Marina, Grundschulung zur Hagiotherapie, Fulda 2004

[10] vgl. Bauer Joachim, Das Gedächtnis des Körpers, 2010, S. 168f Menschen, die ein Trauma erlebt haben, z.B. durch einen Unfall oder durch Kriegserlebnisse und dann mit schlimmen Albträumen und Angstzuständen zu kämpfen haben, Schweißausbrüche haben, deshalb gar arbeitsunfähig werden usw., leiden am PTBS.

[11] vgl. Prof. Dr. Ivančić Tomislav, Marienstatt 2008, CD 01 / S. 5

Anthropologische Medizin sieht den Menschen als den Leidenden und erforscht die Art und Weise, wie man ihn von seiner Sinnlosigkeit befreien kann. Sie bedient sich der Erkenntnisse der Philosophie, der Theologie und verschiedener Anthropologien, insofern diese die Pathologie und Therapie der Geistseele des Menschen verstehen helfen.[12]

Professor Ivančić lehrt, die Wunden der Geistseele als solche zu erkennen, und zeigt Wege der Heilung dieser Wunden auf. Wenn er auf der einen Seite ganz konkrete Schritte im Bereich der Anthropologischen Medizin aufzeigt, so ist er sich dennoch voll bewusst, dass dort die besten Heilungsmöglichkeiten für den Menschen bestehen, wo diese drei Bereiche – die Medizin, die Psychiatrie und die Anthropologische Medizin – zusammenarbeiten.[13] In Kroatien gibt es seit einigen Jahren ein Krankenhaus, in dem neben den Ärzten, den Psychologen und dem üblichen Pflegepersonal Hagioassistenten als hauptamtliche Mitarbeiter eingestellt sind.[14]

Die Anthropologische Medizin mit der Methode der Hagiotherapie ist zu unterscheiden von der Glaubensvermittlung, die innerhalb einer Religion geschieht. Jede Religion hat ihre eigene Ausdrucksform für die Verbindung mit Gott.

In der Anthropologischen Medizin und der Hagiotherapie geht es um den Geist des Menschen, der jedem gegeben ist.
Die Hagiotherapie als Ursache- Wirkungszusammenhang hilft die Verletzungen des Geistes zu heilen.
So kann *jeder Mensch* die Anthropologische Medizin mit der Methode der Hagiotherapie nutzen.

---

[12] vgl. Prof. Dr. Ivančić Tomislav, IV. Internationales Studium der Anthropologischen Medizin und der Hagiotherapie, Zagreb 2012
[13] vgl. Prof. Dr. Ivančić, Marienstatt 2008, CD 01, S. 6 und S. 8
[14] vgl. Prof. Dr. Ivančić Tomislav, III. Internationales Studium der Hagiotherapie, Zagreb 2011

Dies ist *unabhängig von seiner Religionszugehörigkeit oder Weltanschauung.*[15]

Anthropologische Medizin und Hagiotherapie ist in ihrem Kern gebunden an die moralischen Naturgesetze

Was ist damit gemeint?

Die moralischen Naturgesetze sind in jedem Menschen durch die Schöpfung verankert.

Bei dem Wort Moral klingeln bei vielen Menschen die Alarmglocken. Deshalb ist es wichtig, zuerst zu sehen, was diese moralischen Gesetze sind, die in jedem Menschen von Anfang an verankert sind. Hierbei handelt es sich um die Gesetzmäßigkeiten im Menschen, die ihn zum vollen Menschsein führen.
Hoffnung und *Vertrauen* sind solche *Naturgesetze*. Das *Leben* an sich ist ein solches Gesetz. Wird das Leben des Menschen bedroht, leidet der Mensch. Dieses Leiden kann noch lange andauern, wenn die konkrete Bedrohung längst vorbei ist. Wenn ein Mensch auf üble Weise klein geredet wird, erleidet er in seiner Würde eine Wunde. Er ist als *Person* verletzt. Der *Intellekt*, das *Herz* und der *freie Wille* des Menschen sind solche moralischen Naturgesetze können auf ähnliche Weise tief verwundet sein. Um diese Wunden geht es in der Anthropologischen Medizin. Jeder Mensch erleidet in seinem Leben in irgendeiner Weise diese Wunden, die die Hagiotherapie heilen will.
Wenn es moralische Naturgesetze gibt, die in der *Schöpfung grundgelegt* sind, muss es auch *allgemeingültige Strukturen und Regeln* geben, die für *alle* Menschen ihre Gültigkeit haben.[16]

Ein klares Beispiel hierfür ist die Tatsache, dass es Menschenrechtsabkommen gibt, die in ihren verschiedenen Nuancen von über 150 Staaten anerkannt sind.[17]

---

[15] vgl. Prof. Dr. Ivančić Tomislav, Fortbildung vom 04. – 06.09.2008, Marienstatt, sowie Hohmann Angela, Mitschrift der CD 01, Fulda, Skript S. 3
[16] vgl. Prof. Dr. Ivančić Tomislav, Marienstatt 2008, CD 01 / S. 8

Haben Sie sich schon einmal gefragt, warum in Zentralafrika eine Mutter ihr Kind genau so liebt wie in Asien oder Europa? Vielleicht sagen Sie: „Das ist ja ganz natürlich.“ Ist es auch! Liebe ist eine solche *allgemeingültige Struktur* im Menschen. Liebe ist nicht nur ein Gefühl. Liebe ist grundgelegt in *jedem* Menschen. Sie ist *ein moralisches Naturgesetz*, das *jeder Mensch in sich trägt*. Genauso ist es mit der Hoffnung und mit Glauben. Wenn ich glaube, dass ich eine Straße hinuntergehen kann, ohne dass ein Ziegelstein mich erschlägt, so ist schon die Struktur „Glaube“ und „Vertrauen“ aktiv in mir. Hierbei handelt es sich um den natürlichen Bereich des Glaubens, der allen Menschen innewohnt.

Menschen, die selbst große Not erfahren haben, wissen, dass es immer wieder der Hoffnungsschimmer ist, der sie solche Zeiten überstehen lässt.

So kann man sagen: Glaube, Hoffnung, Liebe, Vertrauen... sind *moralische Naturgesetze*, die in jedem Menschen und damit in der Schöpfung grundgelegt sind.[18]

Es gibt Werte, die jeder Mensch in sich trägt, die *jeder* kennt.

Es gibt objektive Werte

Liebe ist ein objektiver Wert. Alle Menschen kennen Liebe, jeder Mensch hat eine Idee, was Liebe bedeutet. Jeder hat auch schon die Erfahrung gemacht, dass er *Mangel an Liebe* erleben muss. Auch wenn ein Mensch im Moment diese Liebe nicht leben kann, heißt das nicht, dass es die Liebe an sich nicht mehr gibt. Liebe ist ein objektiver Wert. Liebe gibt es immer – objektiv gesehen.

Diese Liebe wird *mehr* oder *weniger* gut gelebt, sie gelingt auch mehr oder weniger gut. Aber wir wissen dennoch ganz genau, was diese Liebe sein könnte, wie sie aussehen könnte oder wie sie sein müsste. Jeder Mensch sehnt sich nach Liebe. Wenn sie ausbleibt, werden wir

---

[17] Wikipedia, Menschenrechtsabkommen, Oktober 2012
[18] vgl. Prof. Dr. Ivančić Tomislav, Marienstatt 2008, CD 01 / S. 8

uns eines *Mangels* bewusst. Diesen Mangel erkennen wir auch dort, wo es unsere Aufgabe wäre, etwas Bestimmtes zu tun, damit wir und die anderen in Sicherheit und Geborgenheit leben können, diese Aufgabe aber nicht übernehmen. Mangel an Liebe erleben wir dort, wo wir die Aufgabe nicht übernehmen „können", weil wir menschlich überfordert sind. Wir werden uns in all diesen Situationen eines Mangels bewusst. Wir *erleben* also *Mangel.*

Professor Ivančić erklärt dies am Beispiel des Schweizer Käse.
Er sagt: „Wir können den Mangel mit den Löchern im Käse vergleichen. Ein solches Loch ist ein Mangel an Käse.
Jede geistige Krankheit ist ein Mangel an etwas."[19]

So „wissen wir, dass auf der geistigen Ebene keine Krankheiten vorhanden sind. Die Krankheit ist etwas, was real ist, etwas, was entweder aufgrund von Mangel an Immunität oder durch Bakterien und Viren auf der physischen … Ebene entstanden ist. Es könnte auch eine Art Schmerz sein, ein traumatischer Schmerz auf der psychischen Ebene. Wenn wir aber von einer *geistigen Wunde* sprechen, müssen wir dies *philosophisch* betrachten, nämlich *als einen gewissen Mangel*. Wir befinden uns auf der Ebene des Geistes."[20]

Denken wir an den Löcherkäse: Die Löcher sind ein Mangel an Käse. Um den Mangel zu beheben, müsste man die Löcher im Käse auffüllen.

Im geistigen Bereich gilt:
Bei Misstrauen besteht ein Mangel an Vertrauen, bei Traurigkeit ein Mangel an Freude, bei Suizidgedanken ein Mangel an Glaube an das Leben usw.
Um diesen Mangel im geistigen Bereich zu beheben, muss im Menschen das Vertrauen neu aufgebaut, die Freude wieder gewonnen und der Glaube an das Leben und seinen Sinn geweckt werden. So wird der Mensch geistig gesund.

---

[19] Prof. Dr. Ivančić Tomislav, Wigratzbad 2008, CD 05 / S. 9
[20] Prof. Dr. Ivančić Tomislav, Marienstatt 2008, CD 01 und CD 02, S. 9

In der Philosophie ist das Böse ein Mangel an Gutem

Das Böse ist in der Philosophie ein Mangel an Gutem. Hagiotherapie ist in ihrem Grundgedanken immer das Auffüllen des Mangels mit dem Guten, mit dem Gesunden.[21] Der Mangel in der Geistseele kann ausgeglichen werden. Fehlt es zum Beispiel an Licht, zündet der Mensch eine Lampe an. Im geistigen Bereich bedeutet dies: Ist Böses geschehen, liegt also ein Mangel an Gutem vor, kann der Mensch durch gute Gedanken, gute Worte und gute Taten den Mangel ausgleichen. Es handelt sich nicht um ein Beseitigen des Bösen. Es geht um das Auffüllen des Mangels mit dem Guten. Je mehr Raum das Gute einnimmt, desto geringer wird der Mangel im geistigen Bereich und damit das Böse. Erlebt der Mensch zum Beispiel eine Verleumdung und bleibt trotzdem bei guten Gedanken und Worten über seine Mitmenschen, hat er den Mangel aufgefüllt.

Es ist wichtig, dass wir auf der geistigen Ebene alles aus dem Blick des Guten sehen.

Alle Menschen haben Mangel in verschiedenen Bereichen.

Entscheide ich mich für die Löcher oder für den Käse?

Die Frage der Philosophen heißt:[22]
Was ist Existenz? Was ist Dasein?

Machen wir uns bewusst: Wir wissen nicht, woher wir kommen und wohin wir gehen. Dennoch *sind* wir. Niemand kann uns erklären, wie es möglich ist, dass wir da sind. Keinem Wissenschaftler der Welt ist es bis jetzt gelungen, Leben aus dem *Nichts* zu schaffen. Wenn ein

---

[21] Ähnlich sieht es Viktor Frankl in der Logotherapie,
vgl. Frankl Viktor bei Lukas Elisabeth, Lehrbuch der Logotherapie, München 2006, S. 169
„Die Logotherapie ... ist wesentlich Therapie am Gesundgebliebenen, eigentlich Behandlung der Einstellung des Gesundgebliebenen im Kranken gegenüber dem Krankgewordenen am Menschen...“

[22] vgl. Prof. Dr. Ivančić Tomislav, Supervision, Pfaffenhofen, Juli 2007

Kind gezeugt wird durch künstliche Befruchtung, braucht man trotzdem zwei lebendige Zellen, damit das möglich ist.

Auch das Experiment zum Urknall, das am 30.03.2010 durchgeführt wurde, hat einen aufschlussreichen Aspekt geliefert für die Sicht auf die Dinge, die ich Ihnen nahebringen will. Der Versuch, den Urknall nachzustellen, hat eine ganz neue Dimension in der Forschung eröffnet.[23] Man kann wahrscheinlich in einigen Jahren erklären, *wie* alles geworden ist. Bei dem Versuch wurden zwei Atome fast mit Lichtgeschwindigkeit durch einen Tunnel geschickt, um sie am Schluss aufeinanderprallen zu lassen. Sinn des Experimentes war es nachzustellen, *wie* das Universum sich *kurz nach* dem Urknall entwickelt hat. Man erhofft sich in Zukunft viele Antworten auf diese Fragen. Dennoch ist eine Sache bemerkenswert. Im „Trierischen Volksfreund" wurde das Experiment am 31.03.2010, also einen Tag nachdem es gelungen war, erklärt. In diesem Zeitungsartikel standen am Schluss folgende Sätze: „Mit diesem Experiment ist aber nicht geklärt, was vor dem Urknall war. Die Wissenschaftler sagen: Es *kann nicht Nichts* gegeben haben."[24]

„Mit dem sogenannten Higgs-Mechanismus wird seit 1964 im Standardmodell der Elementarteilchen-Physik erklärt, wie die Teilchen – also die Grundbausteine der Materie – ihre Masse erhalten."

Am 05. Juli 2012 ging die Meldung durch die Presse, man habe nun das sogenannte „Gottesteilchen" im Zuge dieser Forschung identifiziert. Dieses Teilchen ist dennoch einfach nur ein Stück Materie, das helfen wird zu verstehen, wie vom Moment des Urknalls an Entwicklung sich vollzog.[25]

In der Quantenphysik gibt es einen Raum, in dem sich etwas abspielt, was nicht Geist ist. Auch in der Bioenergie gibt es einen Raum, in dem

---

[23] vgl. Tageszeitung, „Trierischer Volksfreund", am 31.03.2010
[24] Tageszeitung, „Trierischer Volksfreund", am 31.03.2010
[25] Internet: http//www.rp-online.de/wissen/forschung/womoeglich-gottesteilchen-nachgewiesen-1.2897089; 09. Juli 2012

sich etwas abspielt, was nicht Geist ist. Der Geist ist nicht Energie. Den Geist kann man nicht messen.[26]
Das Problem ist, dass der Mensch von der Ebene des Geschaffenen bis heute nicht heruntersteigen kann.

In der Philosophie ist das größte Problem, warum überhaupt etwas existiert. Wir wissen es nicht. Wir wissen nur, dass nie nichts war. Absolutes Nichts war nie, weil aus absolutem Nichts nicht etwas geschaffen werden kann. Wenn es nie nichts gab, hat der Mensch einen Ursprung, der schon immer existierte, also ewig ist.

Schöpfer

Dem Ursprung aller Existenz wurden im Laufe der Menschheitsgeschichte verschiedene Namen gegeben. Solche Begriffe sind:
Ursprung, Ursprung allen Seins, das Dasein, Existenz, Ur-Existenz, das Sein, das ewige Sein, die Fülle des Seins, das Ewige, der Ewige, das Absolute, der Absolute, das Gute, die Liebe, das Allumfassende, der Allmächtige, …[27]
Im Raum unterschiedlicher Religionen finden wir für diesen Ursprung die Namen Jahwe, Gott, Vater, Allah, …
Jeder Mensch verbindet aufgrund seiner Lebensgeschichte mit dem für ihn zutreffenden Begriff eine eigene Vorstellung. Eine wertfreie, neutrale Formulierung für das Sein, die Existenz… habe ich nirgends gefunden. Eigentlich kann man sagen, dass der Begriff „Sein" der philosophischen Sprache zuzuordnen ist.
Professor Ivančić benutzte in den letzten Jahren sehr häufig das Wort „Schöpfer". Man kann einwenden, dass dies eher ein theologischer Begriff ist. Jedoch habe ich mich entschieden diesen Begriff in diesem Buch zu verwenden. Er wird, so denke ich, von vielen Verstanden und ist vielleicht doch geläufiger als der philosophische Begriff.

---

[26] vgl. Prof. Dr. Ivančić Tomislav, IV. Internationales Studium der Anthropologischen Medizin und der Hagiotherapie, Zagreb 2012
[27] Bei dieser Nennung erhebe ich keinen Anspruch auf Vollständigkeit.

In der Schöpfung sehen wir, dass der Mensch *mehr hat* als Pflanzen und Tiere. Sie fragen nicht nach dem Woher und Wohin, auch nicht nach dem Sinn. Um dieses „Mehr" des Menschen geht es in der Anthropologischen Medizin.[28]

Wie entsteht der Mensch?

Kein Mensch hat sich selbst gewollt. Kein Mensch hat sich selbst geschaffen. *Jemand* muss ihn geschaffen haben.

Wenn der Mensch Person ist, muss sein Schöpfer auch *Person* sein.

Wenn der Mensch einen Geist hat, muss es einen größeren *Geist* geben.

Ärzte und Wissenschaftler sagen heute: *Der Geist des Menschen muss im Augenblick der Zeugung da sein,* denn jeder Mensch ist von Anfang an mehr als Körper und Psyche. Im Moment der Empfängnis ist der *ganze* Mensch geschaffen. Die Eltern geben das Psychophysische, das, was von der Erde ist. Der *Schöpfer* gibt dem Menschen den Geist. Daraus folgt: Sein Ursprung ist der Schöpfer und die Eltern sind Mitschöpfer. Die Geistseele stammt vom Schöpfer. Ohne ihn gibt es den Menschen überhaupt nicht. In der Logotherapie sagt man: „Eltern sind Ursache, nicht Grund unserer Existenz".[29]

Bei der Zeugung kommt die Geistseele in das, was mir der irdische Vater und die irdische Mutter geben. Das Wesen des Geistes aber ist Bewusstsein und Selbstbewusstsein. Was bedeutet dies für das neu gewordene menschliche Leben? In seiner Geistseele ist das Kind sich seiner selbst bewusst und es ist sich seines Schöpfers bewusst. Es kennt den Schöpfer.

Was geschieht jetzt? Diese Geistseele begegnet dem Leid dieser Welt. Das ist mehr oder weniger intensiv, je nachdem, ob das Kind in eine Welt voller Liebe hineinkommt oder in eine Welt voller Verachtung

---

[28] Prof. Dr. Ivančić Tomislav, IV. Internationales Studium der Anthropologischen Medizin und der Hagiotherapie, Zagreb 2012
[29] vgl. Böschemeyer Uwe, Mut zum Neubeginn, S. 71

und Schmerz. In dem Moment, in dem das Kind der Welt mit ihrem Leid begegnet, entsteht Panik und es entsteht ein Schock. Damit das Kind das alles aushalten kann, ist es wichtig, dass die Eltern es lieben und ihm Mut machen. Noch tiefer als die Liebe und die Zuwendung der Eltern braucht das Kind, dass die Eltern den Schöpfer kennen. Das *tiefste Misstrauen* des Kindes – vor und nach der Geburt – ist es, *wenn die Eltern den Schöpfer nicht kennen.* Es fühlt sich den Eltern ganz ausgeliefert, kann sich nicht helfen und bleibt allein. Aber man sieht Folgendes: Kinder haben am meisten Sicherheit, wenn Eltern ihrem Kind sagen: „Der, der dich geschaffen hat, liebt dich. Er wollte dich. Er freut sich an dir.“ Deswegen kann man den geistigen Bereich nicht anders heilen als mit dem Schöpfer.[30]

Die Beziehung des Menschen zum Schöpfer ist gestört

Wir alle haben mehr oder weniger intensiv das Problem, dass wir nicht verstanden haben, dass der Schöpfer das Gute für uns will. Wir erleben vielfachen Mangel und schließen aus diesen Erfahrungen auf den Schöpfer. So gerät das Bild vom Schöpfer bei jedem Menschen in Schieflage.[31] Im Herzen geben wir dem Schöpfer bewusst oder unbewusst die Schuld an unserer Misere. Aber er will das Gute für uns. Er *kann* nur das Gute für uns wollen, weil das sein *Wesen* ist. Gäbe es in ihm den Mangel, die Zerstörung, würde er sich selbst einschränken und zerstören. Für uns ist es sehr wichtig, dass wir die Verbindung zu unserem Schöpfer wieder suchen, zu dem, der uns *tatsächlich* das Leben gibt, zu dem, der uns tatsächlich am Leben erhält. Die Heilung des Schöpferbildes kann in der Hagiotherapie ein existenzieller Schritt sein. Der Schöpfer ist im Tiefsten der, der mich und alles am Leben hält, der eigentliche Vater, die eigentliche Mutter. Ohne ihn wäre ich überhaupt nicht.

---

[30] vgl. Prof. Dr. Ivančić Tomislav, Wigratzbad 2008, CD 03 / S. 6, sowie I. Internationales Studium zur Evangelisation Zagreb 2009

[31] vgl. Kapitel fünf: Typen - Arten der Leiden – Leiden im religiösen Bereich

„Außerdem zeigen die Hirnforschungen der letzten Jahrzehnte, dass man die Existenz des Geistes und seiner Aktivität sogar im Gehirn registrieren kann. Einige dieser Forscher wie M. Persinger und V.S. Ramachandran sprechen davon, dass man im Hirn eine Art göttliches Modul und einen göttlichen Ort (God Spot) finden kann. Hirnforscher beweisen, dass es bei einem Wechsel des Menschen vom Bösen zum Guten, vom Hass zur Liebe und zur Vergebung auch in seinem Gehirn zu Veränderungen kommt.“[32]

Jeder Mensch kann Heilung erfahren. Dazu sagt eine Mitarbeiterin in der Hagiotherapie, der dieses Anliegen sehr am Herzen liegt: „Jeder Mensch kennt Mangel. Wenn ich mich nach etwas sehne – zum Beispiel nach Liebe, dann deshalb, weil ich eine Ahnung davon habe, dass es das gibt. Wenn ich keine Ahnung in mir hätte, was die vollkommene Liebe ist, wie könnte ich sie dann vermissen?“[33] Diese Sehnsucht, sie ist wie eine Krankheit, eine Leere, die gefüllt werden möchte.
„Die Sehnsucht ist eine geistige Wirklichkeit.“[34]

Jeder Mensch kann die Hilfe des Schöpfers empfangen. Dies ist ganz unabhängig von einer Religionszugehörigkeit.

Kommunikation – wesentlicher Bestandteil der Hagiotherapie

Um die Hilfe des Schöpfers zu empfangen, ist Kommunikation existenziell notwendig. Man kann für alle Lebensbereiche sagen, dass das Leiden dort beginnt, wo Kommunikation nicht funktioniert. Wo Begegnung nicht funktioniert, wo sie gestört oder gar zerstört ist, da erleiden wir den größten Mangel.

Professor Ivančić spricht am 07. Oktober 2008 in einer Radiosendung des kroatischen katholischen Radios über „Hagiotherapie und

---

[32] Prof. Dr. Ivančić Tomislav, Diagnose der Seele und Hagiotherapie, 2. überarbeitete Auflage, Salzburg 2006, S. 125f
[33] Stöckler Andrea in einem persönlichen Gespräch, Sipplingen 2011
[34] vgl. Dr. Ivančić Tomislav, IV. Internationales Studium der Anthropologischen Medizin und der Hagiotherapie, Zagreb 2012

Kommunikation": „Wenn wir das Wort Kommunikation hören, empfinden wir das als nicht sehr interessant und verbinden es auf keine Art und Weise mit unserer Gesundheit und vor allem nicht mit der Gesundheit des Geistes. Aber man kann sagen, dass der Abbruch der Kommunikation genau der Kern von Erkrankungen ist. Wenn ich aufhöre, mit meinem Schöpfer zu kommunizieren, führt das zum Bösen, zur Absonderung. Wenn ich aufhöre, mit meinen Eltern zu kommunizieren, ist dies ein Elend. Es bedrückt mich und schmerzt. Wenn Ehepartner aufhören, miteinander zu kommunizieren, entstehen Probleme und wenn Kinder mit den Eltern nicht mehr in Kontakt treten können, wenn zwischen ihnen keine Gespräche, keine Liebe und kein Vertrauen mehr vorhanden sind, dann entwickelt sich eine Atmosphäre, in der Süchte, wie zum Beispiel Drogen- oder Alkoholabhängigkeit, entstehen können." Die Geistseele braucht also Kommunikation mit sich selbst, mit anderen Menschen, mit der Umwelt und mit dem Schöpfer.

Professor Ivančić sagt: „Wenn zwischen unserem Gehirn und unserem Körper keine Kommunikation mehr besteht, ist der Mensch nicht mehr in der Lage, normal zu reagieren. Er wird schwer krank. Wenn wir keine gesunde, natürliche Kommunikation zwischen unseren Organen und der Geistseele und der psychischen Seele haben, dann entstehen schwere und qualvolle Krankheiten und eigentlich können wir sagen, dass sich die gesamte Hagiotherapie genau auf die *Kommunikation mit diesen drei Bereichen* bezieht.[35]

Der Mensch existiert auf drei miteinander verwobenen Ebenen, auf der Ebene des Köpers, der Psyche und des Geistes. Er ist eine Einheit aus Körper, Psyche und Geist, also ganz Leib, ganz psychische Seele und ganz geistige Seele und doch unterschieden in den Wirkweisen der verschiedenen Organe und Funktionen.

---

[35] Prof. Dr. Ivančić Tomislav, Radiosendung des kroatischen katholischen Radios, „Hagiotherapie und Evangelisation", 07. Oktober 2008

Das spezifisch Menschliche, die Geistseele, wirkt in diese drei Bereiche des Menschen hinein. Sie belebt alle Vollzüge seiner Existenz.

Es gibt drei Ebenen der Geistseele.

1. Es gibt eine *erste Ebene* der Geistseele, die für den *Körper* zuständig ist. Diese vegetative Seele belebt den Körper. Wenn der Mensch geht, geht er als *Mensch*. Wenn er isst, isst er als Mensch.
2. Die *zweite Ebene* der Geistseele ist für die *Psyche* zuständig. Sie belebt alle Funktionen der Psyche. Der Mensch empfindet wie ein *Mensch*.
3. Die *dritte Ebene* der Geistseele ist zuständig für die *Funktionen* der Geistseele. Sie belebt all ihre unterschiedlichen Wirkweisen und Aufgaben.[36]

In der Radiosendung erläutert Professor Ivančić weiter: Der Mensch wird geistig krank oder seine geistige Gesundheit wird schwächer, wenn er die Kommunikation mit sich selber abbricht. Menschen kommunizieren zu wenig mit sich selbst. Sie schauen sich selbst zu wenig an und hören zu wenig, was ihre Seele sagt, was ihre inneren Organe sagen. Selten sind Menschen, die genug Mut besitzen, um mit ihrem Verstand zu kommunizieren und nachzudenken, selten sind diejenigen, die den Mut haben, mit ihrem Geist und Intellekt zu kommunizieren und herauszufinden, weshalb wir auf der Welt sind und was der Sinn des Lebens ist. Selten sind Menschen, die gründlich mit ihrem Gewissen kommunizieren. Menschen, die das nicht machen, stehen in der Gefahr, kriminell, geistig schwer beschädigt oder unmenschlich zu werden.

---

[36] vgl. Prof. Dr. Ivančić Tomislav, Wigratzbad 2008, CD 04 / S. 1;
vgl. Prof. Dr. Ivančić Tomislav, IV. Internationales Studium der Anthropologischen Medizin und der Hagiotherapie, Zagreb 2012
sowie: Lukas Elisabeth, Lehrbuch der Logotherapie, S. 20f

Unsere geistige Gesundung besteht eigentlich darin, dass wir zuerst die Kommunikation mit uns selber aufnehmen, dann mit unserer Umgebung und schließlich mit dem Schöpfer. Das ist, ganzheitlich betrachtet, die Hagiotherapie und die Voraussetzung dafür, vollständig gesund zu sein. Dabei sprechen wir nicht über körperliche und psychische Krankheiten, da dies nicht in unserer Kompetenz liegt, sondern wir sprechen von der geistigen Gesundheit, die gefährdet, verletzt oder mangelhaft sein kann.[37]

Drei Säulen der Heilungsmöglichkeit

Wir unterscheiden drei Säulen der Heilungsmöglichkeiten.[38]

1. Wir kennen die *Medizin* schon lange. Sie kümmert sich um die somatische Ebene des Menschen. Es geht um die Heilung des Körpers.
2. Die *Psychologie* und *Psychiatrie* entwickelte sich später. Sie beschäftigt sich mit der psychische Ebene – es geht um die Heilung der Psyche.
3. Ganz neu kennen wir nun auch die *Anthropologische Medizin* mit der Methode der *Hagiotherapie*. Sie sorgt sich um die geistige Ebene des Menschen. Es geht um die Heilung der Geistseele, um eine Heilung der existenziell geistigen Seele beim Menschen. Hagiotherapie ist keine ganzheitliche Therapie für Körper, Psyche und Geist.[39]

Die Bereiche der *Medizin*, der *Psychologie* und der *Anthropologischen Medizin* sind voneinander abhängig, ineinander verwoben, müssen aber trotzdem unterschieden werden.

---

[37] vgl. Prof. Dr. Ivančić Tomislav, Radiosendung des kroatischen katholischen Radios, „Hagiotherapie und Evangelisation", 07. Oktober 2008
[38] vgl. Prof. Dr. Ivančić Tomislav, Marienstatt 2008, CD 06 / S. 2,
sowie Wigratzbad, CD 03 / S. 11 und CD 04 / S. 1,
[39] vgl. ebd.

Hagiotherapie ist eine Methode der Anthropologischen Medizin.

Der griechische Begriff für die geistige Hilfe ist „anthropologische Pneumatologie“. Anthropologie ist Menschenkunde. Pneumatologie erforscht den Geist des Menschen. Die anthropologische Pneumatologie ist an jene Naturgesetze gebunden, die durch die Schöpfung in jedem Menschen grundgelegt sind. Die Geistseele des Menschen kann nicht krank werden, aber in den Strukturen der Geistseele kann Mangel herrschen, wodurch ihr Wirken eingeengt wird. Hier will Anthropologische Medizin und Hagiotherapie den Mangel ausgleichen. Die Wunden der Geistseele werden zur Heilung geführt.[40]

„A. Jores schreibt 1956, dass die Medizin ihre größten Erfolge dort erzielt, wo die Ursache einer Krankheit mit naturwissenschaftlichen Methoden lokalisiert werden kann.“[41] Er sagt, „dies sei bei 30-40% der Krankheiten der Fall. Der Rest der Heilung liege im Inneren des Menschen, ob er den Sinn seines Lebens verwirklicht oder nicht.[42]

Die Wissenschaft sagt: 70 % Prozent aller Krankheiten, die Menschen haben, findet man bei Tieren überhaupt nicht.
Man kann folgende Überlegung anstellen: Wenn das so ist, müssten 70% der Krankheiten der Menschen einen Zusammenhang mit dem geistigen Bereich haben.

Die verwundete Geistseele des Menschen kann durch die Verbindung mit dem Schöpfer heilen. Indem wir uns dem Schöpfer zuwenden, können wir heil werden.[43]

---

[40] vgl. Prof. Dr. Ivančić Tomislav, Wigratzbad 2008, CD 01 / S. 8
[41] Pecher Erika, Diplomarbeit, Im Anfang war…, S. 7
[42] Pecher Erika, Diplomarbeit, Im Anfang war…, S. 7
[43] vgl. Prof. Dr. Ivančić Tomislav, Wigratzbad 2008, CD 01 / S. 8

Der Mensch als Wesen der Entscheidung

In der Schöpfung finden wir zwei Existenzformen, die *geistige* und die *materielle* Welt. Zur geistigen Welt gehören die Engel als reine Geistwesen. Der Mensch nimmt teil an der materiellen Welt, wie die Pflanzen und Tiere. Gleichzeitig aber gab der Schöpfer ihm den Geist, so dass der Mensch an beiden Existenzformen Anteil hat. Das Wesen des Geistes ist Freiheit. So hat der Mensch die Möglichkeit, sich für oder gegen das Zusammenwirken mit seinem Schöpfer zu entscheiden.

Man kann sich immer bewusst machen, dass der Schöpfer an der obersten Stelle steht und dass er allem eine Ordnung geschenkt hat. Indem der Mensch sich in der Ausübung seiner Freiheit für den Schöpfer entscheidet, erkennt er an, dass er selbst Geschöpf ist. So steht er in der wahren Ordnung.

Der Schöpfer allen Seins ist derjenige, der immer gut ist und das Gute will. Niemals kann er anders sein. Das ist sein Wesen. In uns Menschen liegt eine Sehnsucht nach diesem Sein, nach dem Leben in dieser Fülle.

Die Sehnsucht im Menschen nach der Fülle

Nach Professor Ivančić findet diese Sehnsucht im Menschen nach der Fülle in fünf Punkten ihren Ausdruck.[44]

1. Der Mensch stellt sich die Frage, wie er zu seinem Ursprung kommen kann.
2. Er stellt sich die Frage, wie er den Tod besiegen kann.
3. Er lebt in der Sehnsucht, ohne Schuld zu sein, moralisch, rein.
4. Er sehnt sich danach, gesund zu sein.
5. Er hat Sehnsucht nach Gemeinschaft. Er sehnt sich danach, im Herzen der anderen zu sein.

Folgt der Mensch diesen tiefen Sehnsüchten, verbindet er sich mit seinem Schöpfer. Lehnt er diesen Weg ab, gerät er in Bosheit, in ungutes Machtstreben, in Verzweiflung ... Hilfe auf der Ebene des Geistes ist von Nöten.

In der Geistseele gibt es klare Zeichen dafür, dass es einen Ausweg gibt aus allen *geistigen* Krankheiten.[45]

Einteilung nach dem Grad der Wunden[46]

1. *Geistige Narbe*
2. *Geistige Verletzung*
3. *Geistige Wunde*
4. *Geistige Krankheit*
5. *Geistige Schwäche*

---

[44] vgl. Prof. Dr. Ivančić Tomislav, IV. Internationales Studium der Anthropologischen Medizin und der Hagiotherapie, Zagreb 2012

[45] vgl. Prof. Dr. Ivančić Tomislav, Diagnose der Seele, S. 295

[46] vgl. Dr. Marinović Marina, Grundschulung zur Hagiotherapie, Fulda 2005
Dies ist eine von verschiedenen möglichen Einteilungen.

An einer alltäglichen Erfahrung können die ersten drei Grade der inneren Verletzung verdeutlicht werden:
Wenn jemand morgens zu einem anderen sagt: „He, du bist nicht zum Aushalten…“, kann der Betroffene unterschiedlich reagieren, je nach Situation und persönlicher Verfassung.

Weist eine Verletzung die Stufe der *Geistigen Narbe* auf, denkt man: Ach was, grinst und es ist gut.

Hat die Verletzung die Stufe der *Geistigen Verletzung* erreicht, denkt man nachmittags immer noch an diese Situation. Man sollte sich dann bewusst sagen: Es ist gut. Ich nehme das für mich nicht an.

Ist eine Verletzung auf der Stufe der *Geistigen Wunde*, erkennt man es daran, dass man nach Wochen immer wieder einmal an diese Situation denkt. Eine bewusste Entscheidung für Schritte des Verzeihens kann diese Wunde zur Heilung führen.

Die meisten Probleme auf der Ebene der Geistseele kann so jeder Mensch selbst „behandeln“. Bis hierher geht der Bereich, der in diesem Buch beschrieben ist.

Für die beiden folgenden Bereiche wäre Hilfe von ausgebildeten Hagioassistenten notwendig.

Wenn eine Verletzung die Stufe der *Geistigen Krankheit* (Mangel an Gesundheit) erreicht hat, beschäftigt sich der Mensch in seinen Gedanken sehr oft mit dieser Situation und er findet für sich keine Lösung. Hier ist Hilfe von geschulten Personen notwendig.

Der Grad der *Geistigen Schwäche* ist erreicht, wenn der Betroffene sich nicht (mehr) um das Problem kümmert. Es ist ihm *scheinbar* egal, dass er ein Problem hat. Er ist nicht in der Lage, selbsttätig Hilfe zu suchen. Das Umfeld erkennt das Problem und leidet mit darunter. Eine andere Person muss Hilfe für den Menschen suchen.

In der Anthropologischen Medizin und der Hagiotherapie ist die Beachtung einer Reihenfolge sinnvoll. In dieser Reihenfolge stelle ich entsprechende Meditationen vor. Sie können dem Leser einen Eindruck vermitteln, wie sich Heilung auf der Ebene der Geistseele vollziehen kann. Die *Reihenfolge* der Übungen folgt dem logischen Weg der Anthropologischen Medizin und der Hagiotherapie. Es handelt sich um eine in der Praxis vielfach erprobte Reihenfolge, die zur Heilung in der Geistseele führt.[47]

Jeder Mensch kann „meditieren"

Sie brauchen keinen Extrakurs zu belegen, um zuerst zu lernen, wie man meditiert. Haben Sie schon einmal ganz still gesessen und einfach vor sich hingeschaut? Sind Ihnen dabei kluge Gedanken gekommen? Haben Sie sich jemals Zeit gelassen und in die Wolken geschaut und über den Sinn des Lebens nachgedacht? Sind Sie einmal mit einem Menschen an einem Fluss entlang spaziert und haben mit ihm gute Gedanken ausgetauscht? Haben Sie jemals still an einem See gesessen und plötzlich etwas Wichtiges für sich und Ihr Leben begriffen?
Wenn Sie eine dieser Fragen mit „Ja" beantworten können, haben Sie bereits „meditiert".
Um nun die folgenden Übungen zu machen, versetzen Sie sich in eine dieser Lagen – oder in eine ähnliche. Erinnern Sie sich einfach daran. So können Sie überall „meditieren", nachdenken, sinnend betrachten. Der erste Schritt ist immer der, auf die Ebene des Geistes zu gehen.

Im Folgenden nenne ich verschiedene Wege, wie das geschehen kann. Suchen Sie sich jenen aus, der Ihnen am meisten liegt.

Setzen Sie sich ruhig und bequem hin. Lassen Sie die Augen offen oder geschlossen. Atmen Sie gleichmäßig aus und ein. Nun lassen Sie die vorgelegten Gedanken auf sich wirken. Lassen Sie ihnen Zeit, in Ihrem Inneren Raum zu gewinnen. Seien Sie ganz gelassen.

---

[47] vgl. im Anhang das „Inhaltsverzeichnis zum II. Internationalen Studium der Hagiotherapie 2010", Zagreb

1. Denken Sie in aller Ruhe einige Minuten darüber nach:
   „Wer bin ich?"
   Machen Sie sich bewusst:
   *„Ich weiß nicht, woher ich komme und wohin ich gehe.
   Niemand kann mir das erklären.
   Niemand kann es beweisen – trotzdem bin ich.
   Wer bin ich?
   Woher komme ich? Wohin gehe ich?
   Welchen Sinn hat mein Leben? Wem gehöre ich?"*[48]

oder

2. *Ich habe einen Geist, den der Schöpfer mir gegeben hat.
   Mit meinem Geist berühre ich meinen Schöpfer.*

oder

3. Ich denke daran: Jedem Menschen fehlt etwas, jeder Mensch hat Mangel. Auch ich habe Mangel und kann ihn in mir spüren. Das kann ich deshalb, weil ich eine Ahnung von der Fülle habe. Mein Geist kennt diesen Ort, wo die Fülle ist, diesen Raum, der die Fülle ist. Von dieser Fülle will ich mich beschenken, füllen lassen.[49]

oder

4. Ich sehe im Geist, wie ich in Zukunft erfüllt bin mit Liebe, mit Gesundheit, mit Stolz, mit Mut, mit Entschiedenheit. Ich sehe, wie ich Freude bringe und Gutes tue.[50]

---

[48] vgl. Prof. Dr. Ivančić Tomislav
[49] vgl. Stöckler Andrea, Sipplingen, am Telefon, März 2012
[50] vgl. Prof. Dr. Ivančić Tomislav, Wigratzbad 2008, CD 05 / S. 7

Meditation „Das bin ich“[51]

Ich will jetzt ganz ich sein, ganz vor meinem Schöpfer sein. Die ganze Schöpfung hat er ins Dasein gerufen in all ihrer Schönheit. Mich hat er mit unendlicher Güte geschaffen.

1. Ich bin da.
   Meine Hände sind da. – Das bin ich.
   Meine Arme … – Das bin ich.
   … Füße… – …
   … Beine… – …
   … Organe: Lunge, Magen, Leber, Nieren…
   Mein Herz ist da. – Das bin ich.
   Meine Augen sind da. – Das bin ich.
   … Gesicht ist da. – …
   Meine Gedanken sind da. – …
   Meine Psyche ist da. – …

2. Ich lasse alles los – wie wenn ich einen Luftballon vom Arm löse und steigen lasse. Ich lasse alles los.

3. Ich bin da. – Mein Schöpfer ist auch da.

4. Ich will meinen Geist, meine Psyche, jede Zelle meines Körpers, mein ganzes Inneres, mein ganzes Sein bereiten, um die Güte des Schöpfers zu empfangen.
   Ich öffne mich für das Wirken meines Schöpfers.
   Ich bin einmalig. Der Schöpfer hat mich einmalig erschaffen, weil er mit meiner Einmaligkeit etwas Besonderes vorhat.
   Ich höre in die Stille meines Herzens und meines Geistes.

5. Mein Schöpfer ist Person und auch ich bin Person.

6. Er ist immer bei mir. Ich war nie allein.
   Er ist auch jetzt bei mir.
   Mein Schöpfer wird auch in Zukunft immer bei mir sein.

---

[51] vgl. Stöckler Andrea, Sipplingen, am Telefon Juli 2010

2. Kapitel: Der Mensch ist unbegrenzt. So kann er erkennen, lernen, wachsen

Wissenschaftliche und neurowissenschaftliche Aussagen über den Geist des Menschen

Im ersten Kapitel haben wir uns unter anderem mit der Ordnung der Schöpfung beschäftigt. Die Geistseele stammt vom Schöpfer. Die irdischen Eltern geben das Psychophysische. Der *ganze* Mensch ist im Augenblick der Zeugung geschaffen. Die Geistseele ist Bewusstsein, das heißt: Ich bin mir meiner selbst bewusst.

Wissenschaftler und Ärzte sagen heute, dass der Geist des Menschen im Augenblick der Zeugung da sein muss. Es stellt sich die Frage, was das ist, was den Menschen von Pflanzen und Tieren unterscheidet. Was ist das, was dem Menschen spezifisch ist? Was ist diese „Geistseele"? Was ist der reine, der absolute Geist? Was unterscheidet den menschlichen Geist vom absoluten Geist?

Um gut zu verstehen, was mit Geistseele gemeint ist, wird in diesem Kapitel der Aspekt des Geistes des Menschen von verschiedenen Seiten wie mit Schlaglichtern beleuchtet. Dazu gehört vor allem der Blick auf die philosophischen Aussagen. Des Weiteren werden einige Aussagen aus Religion, Kunst und Theologie erwähnt und einige Aussagen der neueren Naturwissenschaften – der Neurowissenschaften – und der modernen Gehirnforschung beleuchtet.

Mit dem Bereich des Geistes befassen sich

1. **die Philosophie**
2. **die Religion**
3. **die Theologie**
4. **die Kunst**
5. **die Neurowissenschaften, die moderne Gehirnforschung**

Mit dem Bereich des Geistes befasst sich die Philosophie

Das Wort Philosophie bedeutet „Liebe zur Weisheit“. (gr.: Pythagoras, 6. Jh. v. Chr.)

Philosophie ist die Wissenschaft von grundlegenden Wahrheiten über das Leben des Menschen. Sie ist die Wissenschaft, die sich auf der Ebene des Verstandes mit dem letzten Grund aller Dinge beschäftigt. Sie erforscht den Menschen in seinen endgültigen Ursachen und Gründen und fragt: Was sind die endgültigen Ursachen und Gründe des Menschen? Was ist das Bestehen, das Dasein? Was ist der Geist?

Eine Kernfrage der Philosophie ist die Frage nach dem Sein, nach der Existenz.

Philosophen sagen zur Frage nach dem Sein: Wir können nicht *Etwas* aus „Nichts“ schaffen. Das heißt, dass aus „Nichts“ nicht „Etwas“ werden kann. Wenn aus „Nichts“ kein „Etwas“ werden kann, muss das „Etwas“, das „Dasein“, das „Sein“ schon *immer* existieren, ewig sein. Nie gab es „Nichts“. Das meinen die Philosophen, wenn sie sagen, dass Existenz absolut ist.

Die Philosophie sagt, die Existenz *muss* absolut sein. Wenn es zwei Existenzen gäbe, wäre die eine die *Begrenzung* der anderen. Wenn die Existenz *Mangel* hätte, dann wäre sie auch eingeschränkt, denn sie würde sich durch ihren Mangel selbst begrenzen. Es kann also nur *EINE* absolute Existenz geben.

Philosophen fragen weiter:

Ist das Absolute nun gut oder böse? Gut *und* böse kann es ja nicht sein, weil sonst das eine das andere begrenzt. Dann wäre es nicht mehr absolut. Wenn es das Gute gibt und wenn es absolut ist, kann es das Böse – philosophisch gesehen – nicht auch geben. Wir können nicht bestreiten, dass es das Gute gibt. Wie können wir dann aber einordnen, was das Böse ist? Es kann sich dann nur um etwas handeln, das fehlt, das nicht da ist. Denken Sie an die Löcher im Käse. Wenn das Gute nicht da ist, ist das ein *Mangel an Gutem.* Wenn etwas Böses geschieht, ist das immer „Mangel an Gutem".

Heute sagen Wissenschaftler, besonders jene, die sich mit dem Weltall beschäftigen: Die schwarzen Löcher im All sind „Nichts" und ergänzen: *„In diesem „Nichts" muss es eine ungeheure Energie geben."*[52]

Energie an sich ist begrenzt, etwas Materielles, da messbar.
Doch woher kommt die Energie?
Wer erhält sie in ihrer Gesetzmäßigkeit?

Ob wir dieses Problem von der Naturwissenschaft oder der Philosophie her anschauen, wir kommen immer an den Punkt, dass wir Menschen von der Ebene des Geschaffenen nicht herunterkönnen. Wir müssen feststellen, wir wissen nicht, woher wir kommen und wohin wir gehen. Dennoch sind wir. *Niemand* kann uns erklären, wie das möglich ist. Auch die Wissenschaft kann uns das nicht erklären.[53]

Die Philosophie schreibt der Existenz *vier Grundeigenschaften* zu, vier Qualitäten. Sie nennt diese auch Transzendentalien.[54]

Die Transzendentalien, die vier Grundeigenschaften des Seins

Die vier Grundeigenschaften des Seins sind die Einheit, das Gute, die Wahrheit, die Schönheit.

1. EINHEIT: Wir haben gesehen, dass es nur *eine* Existenz geben kann. Sie muss in Einheit mit sich sein, um sich nicht selbst zu zerstören.

---

[52] Fernsehsender WDR, „Planet Wissen", 17.04.2010, 8.00 Uhr
[53] vgl. Prof. Dr. Nicolai Hermann „Quantengravitation; Physik ohne Raum und Zeit?" Vortrag bei der Carl Friedrich von Siemens-Stiftung in München, SR-Teleakademie, 11.12.2011, 8.00 Uhr: „Hat die Welt mit dem Urknall begonnen oder gab es ein Vorher? Eine Annäherung an den Punkt 0 ist nicht möglich, oder Raum und Zeit ‚zerbröseln', lösen sich auf in Raumzeitatome. Es gibt somit eine absolute Vergangenheit, eine absolute Zukunft und eine absolute Gegenwart."
[54] vgl. Prof. Dr. Ivančić Tomislav, Wigratzbad 2008, CD 02 / S. 8

2. GUTE / GÜTE: Die Existenz kann nur das Gute, die Güte sein, da das Böse ein Mangel an Gutem ist.
3. WAHRHEIT: Die Existenz muss im Tiefsten Wahrheit sein, da sie sich sonst selbst die Grundlage zerstören würde. Die Unwahrheit, die Lüge, die falsche Erkenntnis sind keine Existenz, sondern Mangel an Wahrheit. Der Geist des Menschen kennt alles was existiert, auch den Schöpfer.
4. SCHÖNHEIT: Die Schönheit zeigt sich in der Vielfalt der Schöpfung. Wir finden sie auch in allem kreativen Tun des Menschen, im Gestalten des eigenen Lebensraumes genauso wie in Kultur und Kunst. Alles Schöpferische ist geistiges Tun.

Die Existenz ist also Einheit, Güte, Wahrheit und Schönheit.
Diese Grundeigenschaften sind Gesetze des Geistes und führen in das Sein, in die Existenz hinein.

Wer ist der Mensch, was ist der Geist in ihm?[55]

Die Philosophie sucht eine Antwort auf die Fragen:

Was ist der Geist?

Wer ist der Mensch?

Was ist der Geist in ihm?

Die christliche Philosophie des Mittelalters, also die Scholastik, definiert: „Der Geist ist derjenige, der in uns durch die geistige Seele gegenwärtig ist und wir werden uns dieses Geistes durch die geistige Seele bewusst.“ [56]

Thomas von Aquin unterscheidet Materie und Form. Bei gleichbleibender Materie kann die Form verschieden sein. Er beschreibt dies an dem Beispiel „Baum“. Es bleibt immer das Holz des Baumes, ob es zu ein-

---

[55] vgl. Dr. Marinović Marina, Grundschulung Fulda 2005
[56] Dr. Marinović Marina, Grundschulung, Fulda 2005

em Stuhl, einem Schrank, einer Truhe, einer Kugel, ... verarbeitet wird. Die Materie bleibt gleich, die Form verändert sich.

Der Geist gibt dem materiellen Menschen eine ganz persönliche, einzigartige Form. Der Geist ist die formgebende Kraft. Körper und Geist des Menschen sind eng miteinander verbunden.

Der Geist an sich kann nicht krank werden, aber die geistige Seele im Menschen kann Mangel leiden.
In der Geistseele kann es zu einer Störung kommen, die das menschliche Leben beeinträchtigt.

Woran erkennen wir, dass es einen Geist gibt? [57]

Den Geist erkennen wir an seinem Wirken.

1. Der Mensch kann aufgrund seines Geistes nachdenken und handeln.

2. Er hat die Befähigung, sich auszudrücken.
Der Mensch kann allen Dingen einen Namen geben.

3. Der Mensch kann den Kern einer Sache, das Wesen einer Sache erkennen. Der Geist verleiht diese intellektuelle Transzendenz.

4. Der Geist verleiht die moralische Transzendenz.

Der Mensch ist ein Wesen der Entscheidung. Er kann sich für höhere Werte entscheiden.[58]

---

[57] vgl. Dr. Marinović Marina, Grundschulung, Fulda 2005
[58] Böschemeyer Uwe, Mut zum Neubeginn, S. 97
„... wenn deutlich ist, was in der Sicht der Logotherapie Menschsein letztlich bedeutet: Für sie ist die Liebe die personale Seinsweise des Menschen, und Liebe ist die Hingabe an eine andere Person. Hingabe aber heißt: verzichten zu können auf die Verwirklichung der eigenen Wertmöglichkeiten – um des anderen, um ‚höherer' Werte willen. Wenn aber Liebe Hingabe bedeutet und Preisgabe der eigenen Wertmöglichkeiten, ist dann nicht letztlich jede Wertverwirklichung Verzicht und damit Leiden, und liegt dann nicht das Leiden im Wesen der Liebe?"

Er kann sich entscheiden für

- Einheit oder Zwiespalt,
- Güte oder Bosheit, gut oder böse,
- Wahrheit oder Lüge,
- Schönheit oder Kitsch,
- ...

Wenn der Mensch sagt: „Ich will mich nicht entscheiden", ist das auch eine Entscheidung.

Der Geist ist Freiheit. Durch den Geist ist der Mensch frei – ein freies Wesen. Durch diese Freiheit verwirklicht sich der Mensch. In dem Augenblick, in dem der Schöpfer dem Menschen den Geist gab, bekam der Mensch die Freiheit. Daraus folgt, dass der Mensch Verantwortung hat.
In der Fernsehsendung „Planet Wissen" sagt ein Wissenschaftler: „Wir können immer weiter gehen. Interessant ist, warum es ein Lebewesen gibt, das immer weiter gehen kann, als es eigentlich muss."[59]

Merkmale des Geistes beim Menschen[60]

1. Der Geist wird nicht älter und nicht größer. Er ist immer ganz.
2. Der Geist ist von Anfang an ganz da.
   Die Psyche entwickelt sich erst.
   Sie kann den geistigen Bereich nicht bearbeiten.
3. Alles, was im Leben geschieht, wird von der Geistseele aufgenommen und geht dann ins Unbewusste.

---

[59] Fernsehsender WDR, „Planet Wissen", 17.04.2010, 8.00 Uhr
[60] vgl. Prof. Dr. Ivančić Tomislav, Diagnose der Seele und Hagiotherapie, S. 73-89

Philosophische Aussagen über den Geist [61]

1. **Der Mensch verfügt nicht über den Geist.**
   Der Geist verfügt über den Menschen.

2. **Der Geist ist außerhalb von Raum und Zeit.**
   Der Geist ist außerhalb des Raumes. Der Geist ist nicht gebunden, sondern frei. Er ist überall anwesend. Ich kann an einen Menschen denken, der viele Kilometer entfernt ist.
   Der Geist ist außerhalb der Zeit. Der Mensch kann im Geist in jede Zeit seines Lebens zurückkehren. Für den Geist ist alles j e t z t.
   Deshalb können wir uns jetzt um Heilung für Dinge bemühen, die längst vorbei sind. Die Psychologie hat den gleichen Ansatz, wenn sie mit Menschen wieder in Situationen „hineingeht“, die eine große Belastung waren.

3. **Der Geist ist frei.**
   Frei sein kann bedeuten, dass ein Mensch im Gefängnis ist und trotzdem innerlich frei ist und sich frei fühlt.

4. **Der Geist ist ethisch transzendent (übersteigend).**
   Die geistigen Werte stehen über allen anderen Werten.
   Immer wieder sind Menschen bereit, wegen dieser geistigen Werte alles andere aufzugeben. Menschen nehmen Nachteile in Kauf, um ihrem Gewissen treu zu folgen.

5. **Der Geist ist Person. Der Geist ist Subjekt.**
   Der Mensch ist fähig zur Selbstreflexion (Autoreflexion). Er kann über sich selbst nachsinnen. Im Geist betrachtet der Mensch sich und beurteilt seine Taten. Er kann sich im Geist von außen anschauen und beurteilen, ob das, was er tut, gut ist oder nicht. Er sieht im Geist auch, welche Reaktionen sein Tun bei anderen hervorrufen wird.

---

[61] vgl. Dr. Marinović Marina, Grundschulung, Fulda 2005

6. **Der Geist bewirkt Eingebungen.**
Wohin wir schauen, sehen wir, dass der Geist am Werk ist. Jede unserer Handlungen ist geistgewirkt, ob wir eine bestimmte Kleidung wählen, einem Menschen helfen, ...

Mit dem Bereich des Geistes befasst sich die Religion

In den Religionen versuchen die Menschen, das Verhältnis des Geistes des Menschen und des Geistes Gottes zu erforschen. Der Sinn des Seins und der Sinn des Todes will von den Religionen erforscht werden. Die geistige Dimension der Religion sucht nach Kommunikation mit dem Schöpfer. Mittel, die sie dazu braucht sind Riten, Prophetien, Opfer,...

Mit dem Bereich des Geistes befasst sich die Theologie

Laut Lexikon ist Theologie *„Die Rede von Gott."*[62]
Theologie ist der Versuch, den Glaubensgehalt von Religionen zu fassen. Inhalt sind religiöse Schriften, z.B. Altes Testament, Neues Testament, Koran,... Theologie ist der Versuch, sich durch wissenschaftliche Forschungsmethoden Gott, Jahwe, Allah zu nähern (Geschichte, Quellen der Schriften, Erscheinungslehren, Glaubenslehre, etc.)
Theologie unterscheidet zwischen dem absoluten Geist Gottes und dem Geist des Menschen.

Mit dem Bereich des Geistes befasst sich die Kunst [63]

Kunst ist die Ausdrucksform der Schönheit. Sie entsteht durch Inspiration und Eingebung. Kunst findet besonderen Ausdruck

- in der Malerei
- in der Bildhauerei
- in der Schriftstellerei
- in inspirierten Reden

---

[62] Deutscher Bücherbund, Knaurs Lexikon, Stuttgart, Bd. 17, S. 5955
[63] vgl. Dr. Marinović Marina, Grundschulung, Fulda 2005

Beispiel: Inspirierte Rede

Eine „trockene Rede“ kann grammatisch perfekt sein, von bester Wortwahl, aber sie verändert niemanden. Eine Rede mit einer „schwachen“ Ausdrucksform kann so in Bewegung setzen, dass Menschen sich ändern. Es ist eine Eingebung, die den Menschen bewegt, den, der spricht und den Zuhörer.

Auch das Herstellen von Gegenständen des Alltags ist geistgewirkte Kunst.

Mit dem Bereich des Geistes befassen sich die Neurowissenschaften und die moderne Gehirnforschung[64]

Was sagen die Neurowissenschaften und die moderne Gehirnforschung über den Geist?
In seinem Vortrag in Wigratzbad 2008 gibt Prof. Ivančić einen Überblick über Aussagen verschiedener Wissenschaftler.

Neurobiologen sagen

1. ***Jede Zelle hat Bewusstsein.***

2. ***Jedes negative Wort zerstört Zellen im Gehirn.***

3. ***Der Mensch kennt den Schöpfer.***

4. ***Umkehr zum Schöpfer heilt.***

5. ***Der Geist hat eigene Gesetzmäßigkeiten.***

---

[64] Alle Aussagen zu Neurowissenschaften und moderner Gehirnforschung:
Prof. Dr. Ivančić Tomislav, Studium der Hagiotherapie in den Jahren 2009 – 2011,
Jahresversammlungen in Marienstatt 2008 – 2010,
Wigratzbad 2008, CD 02 / S.1f

Jede Zelle hat Bewusstsein

Dr. Kandel, ein Biologe und Neurowissenschaftler aus Wien, der nach Amerika übersiedelte und Nobelpreisträger ist, hat im Alter von 86 Jahren ein Buch über die Memoria, über das Gedächtnis, geschrieben. In diesem sagt er, dass er vor fünf Jahren angefangen habe, eine Wissenschaft des Geistes zu betreiben. Er spricht über die menschliche Geist-Dimension, besonders über das Gedächtnis / die Erinnerungen.

Es gibt

- *ein physisches Gedächtnis,*
- *ein psychisches Gedächtnis und*
- *ein geistiges Gedächtnis.*

Der kroatische Genetiker Tomislav Domazet-Lošo hat nachgewiesen, dass jeder Mensch alle Informationen der Weltgeschichte in seinen Genen trägt. Er sagt, dass die Erinnerungen in unserem Gedächtnis, in unseren Genen gespeichert sind. Deswegen können wir uns „erinnern" an das, was die Menschen vor uns schon mit ihrem Schöpfer erlebt haben. Wir können uns „erinnern" an das Geschehen der Weltgeschichte.
Das bedeutet, *jede Zelle* hat ein *physisches*, ein *psychisches* und ein geistiges Gedächtnis.
Jede Zelle unseres Körpers hat also Bewusstsein von diesen drei Bereichen.
Das *geistige Gedächtnis ist für unsere Gesundheit notwendig*, wesentlich. Professor Ivančić verweist darauf, dass wir das noch zu wenig kennen.

Die Indianer haben für das Phänomen, dass die Erinnerungen in unserem Gedächtnis, in unseren Genen gespeichert sind, das Wort „Urwissen". Sie sagen *„Jeder Mensch hat ein Urwissen."*

Die Aussage, dass *jeder Mensch alle Informationen der Weltgeschichte in seinen Genen* trägt, hat mir ein Verständnis für das gegeben, was in Menschen vorgeht, die sagen, sie hätten etwas/eine Situation „schon einmal erlebt". In meinen Augen ist es wie ein blitzartiger Zugang zu bestimmten Momenten der im Geist gespeicherten Erinnerungen, eben jenem Urwissen. Mir erklärt es, warum Menschen, die Rückführungen in „frühere Leben" machen, oft in der Psyche total durcheinander geraten und in der Klinik behandelt werden müssen. Ihre Psyche kann nicht verkraften, dass sie die Überzeugung gewonnen haben, sie hätten schon einmal gelebt. Ihr Geist weiß, dass es nicht stimmt. Zwischen der Rückführung und der Erkrankung liegt oft ein großer zeitlicher Abstand, so dass die Betroffenen keinen direkten Zusammenhang mehr erkennen können.

Professor Ivančić führt aus, dass unser Geist viel zu wenig benutzt wird. Russische Wissenschaftler sagen, dass bis jetzt nur 2 % in unserem Gehirn tätig sind, d.h. 98 % ist unser Gehirn tot, unbrauchbar. Andere sagen 25 %, d.h. 75 % des Gehirns sind untätig. Warum? Weil wir nicht denken, weil wir uns nicht konzentrieren können, weil wir geistig zu wenig tun.

Er nennt weitere Wissenschaftler, die sich mit der Geist-Ebene befassen.

Dr. Lipton und Dr. Collings sprechen besonders über die *Gene.*[65]

Dr. Matthias Beck arbeitet in einem Institut bei Wien. Er ist Dr. der Theologie und Dr. der Medizin. Er hat zwei Bücher geschrieben.
In seinem ersten Buch „Seele und Krankheit, Psychosomatische Medizin und theologische Anthropologie" spricht er davon, dass alle Zellen unseres Körpers Geist haben. Deswegen entscheidet der Geist über unsere Gesundheit oder Krankheit, über Diagnose und Therapie. Er sagt, deswegen kann man nicht nur psycho-somatisch diagnostizieren, sondern *psychosomatisch – pneumatologisch.* Aber die Medizin geht langsam, 15 Jahre hat man diese Erkenntnisse schon. … es wird noch 100 Jahre dauern, bis das Wissen sich etabliert.
Das zweite Buch heißt: „Der Krebs und die Seele. Gen-Geist-Gehirn-Gott".[66]

---

[65] vgl. Prof. Dr. Ivančić Tomislav, Wigratzbad 2008, CD 01 / S. 10

Jedes negative Wort zerstört Zellen im Gehirn

In der Neurobiologie und in der modernen Gehirnforschung wird festgestellt: „Jedes negative Wort zerstört Zellen im Gehirn." Mit neurowissenschaftlichen Methoden wird heute nachgewiesen, dass Trennung, Abkehr vom Guten, Wahren, Einen, Schönen konkret etwas mit mir, mit meinem Gehirn zu tun hat. Die Wissenschaft sagt, indem ich anfange positiv zu reden, indem ich mich entscheide für das Moralische, für das Gute, für das Richtige, mache ich meine Seele gesund – und mein Gehirn.

Im Fernsehen kann man in den letzten Jahren hin und wieder die modernen Techniken im Zusammenhang mit der Hirnforschung sehen. Die Untersuchungsmethode dazu heißt „Spekt".[67]

Man sieht, wie Messmethoden genutzt werden, um Gehirnströme zu messen, bei denen der ganze Kopf mit Elektroden verkabelt wird. Wenn man nun sagt: „Hebe deine Hand", so kann man auf einem Bildschirm sichtbar machen, an welcher Stelle im Gehirn Aktivität vorhanden ist. Gehirnoperationen werden so bei vollem Bewusstsein des Patienten durchgeführt, um zu verhindern, dass unnötig Bereiche durch die Operation verletzt werden, die vom Problem nicht betroffen sind. Wissenschaftler haben durch die Untersuchungsmethode, wann und wo welche Region im Gehirn arbeitet, herausgefunden, dass an den Schläfen eine Stelle aktiv ist, wenn Menschen über Gott reden oder wenn sie beten. Wenn sie viel über Gott reden oder beten, zieht sich diese Aktivität wie ein Netzwerk über das ganze Gehirn.[68]

Dieses Phänomen wurde in den letzten Jahren in verschiedenen Sendungen dargelegt. (Leider kann ich die Quellen nicht mehr angeben, da ich damals die Bedeutung nicht beachtete).

In der Diplomarbeit „Im Anfang war das Wort der Liebe" findet sich folgende Aussage:

---

[66] vgl. Prof. Dr. Ivančić Tomislav, Marienstatt 2008, CD 04 / S. 1
[67] vgl. Dr. Marinović Marina, Grundschulung, Fulda 2004
[68] vgl. ebd.

„D.G. Amen (2002) betont die Wichtigkeit der frühen Kindheit für die Entwicklung des menschlichen Geistes. Er verweist auf die Entdeckung von Gehirnbereichen, deren Stimulation geistige Erfahrung fördert. Eine gesunde Seele verbessert die Gehirnfunktion. Gehirn und Seele brauchen einander für ein gesundes Leben. ‚Gebet und Meditation', schreibt Amen, ‚haben auf die Heilung des menschlichen Geistes und auf sein Gehirn und seinen gesamten Organismus sensationelle Auswirkung'. (Amen bei Ivančić, in Diagnose der Seele)."[69]

Ebenda finden wir folgende Aussage: „David Goleman schreibt in seinem Buch ‚Soziale Intelligenz' [sic[70]] über das Neueste aus der Gehirnforschung. Wenn zum Beispiel ein Kind, das in einem aggressiven Umfeld gezeugt wurde, von einer Familie adoptiert wird, deren Umfeld Frieden und Harmonie ausstrahlt, wird der Code der Aggression im Gehirn gelöscht und kann neu mit Liebe und Frieden gefüllt werden. Damit erhalten wir eine wissenschaftliche Bestätigung der Arbeit in der Hagiotherapie."

Auf einer Schulung im Februar 2007 referiert Professor Ivančić:
Die Wissenschaft hat längst erkannt, dass sich Krankheiten dadurch entwickeln können, dass „Ich" negativ denke oder dadurch, dass dich jemand beleidigt hat. Es ist heute ganz klar: Der Geist ist entscheidend. Wenn ich in der Tiefe der Transzendentalien (Grundeigenschaften des Seins) etwas tue, entsteht die Kraft der Gesundheit.[71]

Weiter sagt er:
Man kann den Geist nicht trennen vom Gehirn. Unser geistiges Leben kommt durch die Geistseele. Die Geistseele belebt die Materie des Gehirns. Das Bewusstsein kommt vom Gehirn als Ganzem. Ich werde dadurch lebendig als Ganzes, auch der Körper.

---

[69] Pecher Erika, Diplomarbeit „Im Anfang war…" S. 7, Maihingen 2009
[70] Pecher Erika, ebd. Seite 24;
[sic: Der Autor heißt Daniel Goleman, der Buchtitel heißt „Emotionale Intelligenz"]
[71] vgl. Prof. Dr. Ivančić Tomislav, Marienstatt 2007

Die Geistseele gibt den Anstoß für die Prozesse in Gehirn und Körper. Physikalische und chemische Prozesse übertragen das, was die Geistseele gibt. Man sollte unterscheiden, was vom Gehirn kommt und was vom Geist kommt. Das Gehirn meldet unsere Bedürfnisse, zum Beispiel: Ich habe Hunger. Der Geist gibt uns die Fähigkeit, uns auszudrücken, zu lernen, zu verstehen, zu unterscheiden, zu entscheiden,...
Wir erinnern uns, dass fast 70 % der Krankheiten vom Geist stammen, von Schuld, Gewissensbissen, von nicht vergebenen Verletzungen usw. Indem du nicht vergibst, bleibt in dir der Wunsch, dich zu rächen. Du *bist* böse, das zerstört deine Zellen, das zerstört dich selber. Indem du mit der Bosheit aufhörst, *indem* du vergibst, werden die Zellen wieder hergestellt.[72]

„Das Hirn“, sagen Wissenschaftler „hat bestimmte Funktionen, die spezialisiert sind für die Übertragung des geistigen und des religiösen Impulses, den sie dem ganzen Körper geben. Wenn man jemandem hilft, moralisch besser zu werden oder zu beten, gesundet auch sein Gehirn und durch dieses jeweils ein bestimmtes Körperorgan. So sind auch die Naturwissenschaftler gezwungen, die Existenz und Aktivität des Geistes anzunehmen.“[73]

Professor Ivančić weist immer wieder ausdrücklich darauf hin, dass Hagiotherapie *keine Therapie für den Körper und die Psyche ist.* Manchmal geschieht es, dass, wenn die Seele heilt, der Körper nachfolgt, weil die Ursache der Krankheit in der Geistseele lag. Als die Ursache geheilt wurde, konnte der Körper auch heilen. Trotzdem darf man *nie* denken, dass Hagiotherapie eine der beiden anderen medizinischen Bereiche abdecken oder gar ersetzen könnte.

---

[72] vgl. Prof. Dr. Ivančić Tomislav, Wigratzbad 2008, CD 06 / S. 4
[73] Prof. Dr. Ivančić Tomislav, Diagnose der Seele, S. 126

Hagiotherapie führt weg vom HABEN und hin zum SEIN und WERDEN. Das will sie den Menschen vermitteln und sie so zur Gesundheit führen.[74]

Neue Erkenntnisse zeigen, dass sich neue Zellen aufbauen, wenn man positive Impulse setzt. Zerstörte Zellen regenerieren also, wenn man ihnen positive Impulse gibt. Die Zellen lassen sich regenerieren durch positive Worte und Entscheidungen.[75]

Ein Beispiel für die Arbeitsweise des Gehirns zeigt sich in der Erfahrung von Phantomschmerzen. Wenn jemand einen Arm verloren hat und unter Phantomschmerzen leidet, so nimmt man einen Spiegel, stellt ihn so auf, dass der Betreffende selber im Spiegel seinen gesunden Arm sehen kann, so dass das Gehirn sich einbildet, der fehlende Arm sei da – der Schmerz lässt nach.[76]

Man soll jedoch nicht unterschätzen, dass eine Veränderung auf der Ebene des Geistes auch *schwer* ist. Je tiefer die Verletzung ist, desto länger kann auch der Weg zur Heilung sein. Ihn schrittweise und langsam zu gehen, führt auf Dauer zur Befreiung. Der Mensch muss immer bei sich selbst beginnen, um die Spirale des Negativen zu durchbrechen. Besonders das Vergeben kann jeder Mensch nur *in sich selbst* tun. Dann hat es Wirkung und Auswirkung in die Welt.

Wir müssen unterscheiden zwischen Suggestion auf der psychischen Ebene und Heilung auf der Ebene des Geistes. Deshalb ist es erforderlich, *immer* zuerst auf die Ebene des Geistes zu gehen.

---

[74] vgl. Pecher Erika, Diplomarbeit, „Im Anfang war…“, S. 7
vgl. Lukas Elisabeth, Lehrbuch der Logotherapie, München 2006,
Ein „Dasein für etwas oder für jemanden“, wie Frankl die menschliche Fähigkeit zur Selbsttranszendenz umschrieb, könnte Magersüchtige dem Tod entreißen.“ (Seite 154)
„Die Hyperreflexionsneigung des modernen Menschen wiederum resultiert aus der schockartigen Entlastung von vitalen und sozialen Nöten (Verfügbarkeit materieller Güter, Arbeitszeitverkürzung, Sozialversicherungen etc.), sowie der Technisierung und Automatisierung vieler Tätigkeitsbereiche, was beides ein gedankliches Hängenbleiben am Wozu des Lebens und Weiterlebens fördert.“ (S. 185)

[75] vgl. Prof. Dr. Ivančić Tomislav, Wigratzbad 2008, CD 02, S.1

[76] Im Fernsehen gab es in den letzten Jahren verschiedentlich Hinweise auf diese Art der Therapie.

Bei Lippenbekenntnissen ohne ehrliches Bemühen befindet sich der Mensch auf der Ebene der Psyche und es verändert sich nichts.

Der Mensch kennt den Schöpfer [77]

Viktor *Frankl,* Begründer der Logotherapie, spricht davon, dass wir Menschen die *Geist-Dimension* haben und dass diese wesentlich ist. Frankl sagt, dass in unserm Unterbewussten keine *Libido* sei, wie Freud das sagte, sondern Geist. Lesen sie das in seinem Buch ‚Der unbewusste Gott'.

Dort sagt Frankl, es gibt keine Möglichkeit für Atheismus. Ein Atheist ist ein Mensch, der *spricht,* dass er nicht an einen Schöpfer glaubt. Aber das ist unmöglich, er ist nur ein kranker Mensch. Frankl sagt, der Atheist verlegt die ganze religiöse Sache. Die Begegnung mit dem Schöpfer liegt dann im Unterbewusstsein. Deswegen wird er krank, er wird neurotisch. Damit er wieder gesund wird, muss er sich wieder dieser Anwesenheit des Schöpfers in sich selber bewusst werden.

Neue Forschungen in London, in Deutschland, besonders in Amerika bei Kindern brachten zur Kenntnis, dass die Kinder den Schöpfer schon kennen von dem Moment der Empfängnis an. Professor Ivančić führt aus, dass bei Goleman folgende Aussagen zu finden sind: „Die Kinder in den ersten drei Jahren können das Vater unser besser als du. Versuchen Sie zu Hause, wenn Sie ein Baby von zwei, drei Monaten haben, reden Sie mit ihm meditativ ‚Vater unser'. Wie das Kind

---

[77] vgl. Prof. Dr. Ivančić Tomislav , Wigratzbad 2008, CD 02, S.1
Zu den Ausführungen mit den Kleinkindern eine kleine Episode aus der Praxis:
Bei einem Wochenendseminar in Königstein im Februar 2012 legte ich obige Ausführungen dar. Am Seminar nahm eine etwa 25jährige junge Frau Teil. Abends musste sie weg, weil sie einer Freundin versprochen hatte, für einige Stunden bei deren einjährigem Baby zu bleiben. Am nächsten Morgen kam sie und bat um Rede-zeit. Voll Freude erzählte sie, sie habe am Abend zuvor genau das ausprobiert. Das Baby habe sich fünf-sechsmal gemeldet und geweint. Da habe sie sich hingestellt und voller innerer Überzeugung gesagt: „Du – hör mal gut zu. Es ist schön, dass du da bist. Und der, der dich geschaffen hat, hat dich sehr lieb. Du kannst ganz beruhigt und froh schlafen." In den nächsten vier Stunden bis zum Ende der Betreuungszeit sei das Kind nicht mehr aufgewacht.

aufhört zu weinen. ‚Schau mal, meine Mutter kennt den, den ich kenne‘. Das Kind ist unglücklich, sagen die Forschungen, wenn die Eltern atheistisch sind und nicht beten und immer zanken. Das Kind sagt: ‚Schau mal, meine Eltern sind nicht wie mein Schöpfer. Mein Schöpfer ist gut, er ist die Liebe, er ist Zärtlichkeit, und meine Eltern sind grob und sie haben nie Zeit für mich. Wo bin ich hingekommen‘?“

Im Buch „Emotionale Intelligenz“ sagt Goleman, dass *der Mensch* nach moralischen Sätzen verlangt. Er hat *unterbewusst* oder *unbewusst* Erkenntnis von moralischen Sätzen.

Erinnern wir uns an die Aussage: Jeder Mensch weiß, was Liebe ist.

Professor Ivančić erzählt von einer UNICEF-Reklame auf den Straßen in Kroatien. Auf ihr steht: „Mütter, reden Sie mit ihrem Baby, denn das Baby versteht alles, das Baby versteht mit dem Herzen.“

Also nicht mit der Ratio, nicht mit dem *Intellekt,* sondern es versteht mit dem Geist selbst. Das sind ganz neue Erkenntnisse, der Neurowissenschaften. Der Mensch kann ohne den Schöpfer eigentlich nicht funktionieren. Der Mensch kann nicht überleben ohne seinen Schöpfer, ohne seinen Ursprung. Der Mensch ist sich selber fern ohne seinen Schöpfer. Er erkennt sich selber nicht.

Die Umkehr zum Schöpfer heilt [78]

Bedenken wir noch einmal folgende Aussagen: Das Dasein, der Schöpfer ist absolut. Er muss gut sein, er muss die Wahrheit sein… Er will das Gute für mich. Er kann nur das Gute für mich wollen. Er *kann* gar nicht anders.

Prof. Ivančić erklärt: Durch das Böse, Negative ist der Mensch von seinem Schöpfer abgekehrt. Die Auflehnung gegen den Schöpfer trägt jeder Mensch in sich. Das negative Programm hat sich in den Genen der Menschen festgesetzt und wird auf die Nachkommen übertragen.

---

[78] vgl. Prof. Dr. Ivančić Tomislav, Wigratzbad 2008, CD 02, S.1

Aber jeder Mensch trägt auch die Freiheit in sich, sich ganz persönlich für die Einheit, die Wahrheit, die Schönheit und das Gute zu entscheiden. Deswegen muss der Mensch umkehren, damit er zu seinem Schöpfer gekehrt werde. Die *Umkehr* zum Schöpfer *heilt*.

Beispiel[79]

Vor einiger Zeit erzählte mir eine Frau: „Ich war in der Stadt unterwegs und traf eine Mitarbeiterin aus der ehrenamtlichen Arbeit. Im Gespräch waren wir nicht einer Meinung und plötzlich wurde ich sehr wütend und verletzend. Von da an lief ich den ganzen Tag kopflos durch die Gegend und überlegte, wie ich das wieder in Ordnung bringen könnte. Ich dachte: ‚Vor der nächsten Sitzung werde ich mich bei ihr entschuldigen. Oder vielleicht treffe ich sie ja in den nächsten Tagen wieder und dann werde ich mich entschuldigen. Oder vielleicht kann ich ja irgendwie unauffällig ein Treffen herbeiführen und dann mit ihr reden‘. So ging das stundenlang. Doch plötzlich schoss mir ein Gedanke durch den Kopf: *‚Du kannst in jeder Sekunde deines Lebens umkehren‘*. Ich habe dann keinen Augenblick mehr gezögert und sofort angerufen und mich entschuldigt.“

Jeder Mensch kann in jedem Augenblick umkehren, indem er wieder gut sein will. Dadurch ist er dann neu mit seinem Schöpfer verbunden.[80]

Dr. Amen spricht davon, dass der Schöpfer eigentlich eine wesentliche Funktion des Menschen ist. *Dr. Persinger* spricht davon, dass wir im Gehirn ein Modul Gott haben. [81]

Es gibt Atheisten, Menschen, die keiner Religion angehören. Es gibt verschiedene Religionen, Glaubensüberzeugungen ...
Für die Gesundheit der Geistseele ist der gemeinsame Punkt: Jeder Mensch kennt seinen Schöpfer. Dies ist der gemeinsame Nenner. Jeder Mensch kann die Hilfe des Schöpfers empfangen. Die Verbindung mit

---

[79] Der Autorin persönlich erzählt.
[80] vgl. Prof. Dr. Ivančić Tomislav, Marienstatt 2007
[81] *1945 in Florida, Professor in Sudbury / Ontario / Canada

dem Schöpfer ist die Bedingung, dass die Geistseele heilen kann. Die Logotherapie sagt dazu: „Das Geistige ist aber auch nicht identisch mit dem Religiösen. Natürlich gründet die Gläubigkeit des Menschen in seiner Geistigkeit, weswegen kein Tier betet. Der Glaube ist eine Entscheidung für Gott, und nur ein Wesen, das zwischen gut und bös unterscheiden kann, kann sich für ‚das Gute in Person' entscheiden. Trotzdem umfasst die geistige Dimension des Menschen mehr als religiöse Phänomene; auch die Liebe gründet in ihr, die Begeisterung, das Interesse an einer Sache, künstlerische Ambitionen, Forscherdrang, das Streben nach der Wahrheit und der Wille zur kreativen Veränderung. Der menschliche Geist langt über sich selbst hinaus, er greift nach der Welt." [82]

Wenn die Verbindung mit dem Ursprung vollzogen wird, geschieht Heilung in der Geistseele. Heilung geschieht, wenn wir uns immer wieder unserem Ursprung zuwenden, uns zu IHM hinkehren.

[82] Lukas Elisabeth, Lehrbuch der Logotherapie, München 2006, S. 222f

Meditation „Verwurzeln im Sein“

Gehen Sie nach draußen und sehen Sie sich die Bäume an.
Suchen Sie einen aus, der Ihnen gefällt.
Nehmen Sie das Bild in sich auf.

Machen Sie sich bewusst: Die Äste und Zweige, die Sie über der Erde sehen, entsprechen der Größe und der Menge nach den Wurzeln, die unter der Erde sind, die Sie nicht sehen.

Lassen Sie sich bei den Gedanken Zeit. Gehen Sie auf die Ebene des Geistes auf eine Art und Weise, die Ihnen liegt, z.B. mit diesen Gedanken: *Wer bin ich? ...*

Machen Sie sich bewusst:

„Mit meinen Wurzeln, mit meinem ganzen Sein kann ich mich in dieser Wahrheit verwurzeln:
Mein Schöpfer hat mich sehr gut geschaffen.“

Der Geist hat eigene Gesetzmäßigkeiten[83]

Wie wir bereits gesehen haben, gibt es ein physisches Gedächtnis, ein psychisches und ein geistiges Gedächtnis. Die Geistseele hält die psychische und die vegetative Dimension zusammen.

Das geistige Gedächtnis ist für unsere Gesundheit notwendig.

<u>Beispiel</u>

Ein kleiner Junge, 15 Monate alt, „arbeitete“ mit seinem Großvater am Holz. Er bekam ein „Beil“ (klein und stumpf) und klopfte mit dem Opa um die Wette. Dabei traf er seinen Daumen. Die Mutter sah, dass ein Arzt da nichts tun würde, kühlte den Daumen und tröstete das Kind. Als der Junge neun Jahre alt war, begann er Asthma zu entwickeln, aber man konnte nicht erkennen, woran es lag. Es wurde immer schlimmer. Nichts half und es ließ sich diagnostisch nicht nachvoll-

---

[83] vgl. Prof. Dr. Ivančić Tomislav, Wigratzbad 2008, CD 02 / S.1

ziehen, woran es lag. Der Arzt schlug vor, den Jungen mit den Mitteln der Akupunktur zu untersuchen. Dabei stellte sich heraus, dass „etwas" mit seinem Daumen sei. Er fragte den Jungen: „Was ist denn mit deinem Daumen passiert?" Der Junge lachte und sagte: „Da habe ich mir mal draufgehauen." Die Mutter sagte ganz erstaunt: „Sag, dass du dich daran noch erinnerst?!? Damals warst du doch noch ganz klein." Der Arzt sagte: *„Siehst du, das hat nicht nur dein Kopf nicht vergessen, das hat dein Körper auch nicht vergessen."*[84]

In jeder Zelle des Menschen ist Geist

Dr. Beck spricht davon, dass in jeder Zelle des Menschen Geist ist. Das bedeutet, der Geist hat vegetative Dimension. Man kann in der Biologie Studien über den Geist betreiben. Eine Gesetzmäßigkeit ist also, die Geistseele hält die psychische und die vegetative Dimension zusammen. Eine andere Gesetzmäßigkeit heißt, der Geist hat vegetative Dimension.

Professor Ivančić spricht über Biologie:[85]
Wir studieren Biologie, aber niemand weiß *was Bios ist. Bios ist Leben.* Was ist Leben?

Wörtlich sagt er: „Was ist das z.B. bei einem Birnbaum? Wer stellt die Birnen her? Denke daran, schaue, analysiere, chemisch oder wie du willst, was es alles in den Früchten der Birne gibt. Unwahrscheinlich, wer hat das getan? Ich habe das untersucht und gegraben und auch die Wurzeln des Baumes studiert. Es gibt keinen Menschen darin, kein Labor, niemand da drin. Wer tut es?

Wer schafft *dich*?

Woher funktioniert dein Herz, dein Gehirn…?

Milliarden Zellen, wie können sie funktionieren?

---

[84] Auflösung: Der Arzt zeigte der Mutter, dass der Meridian für die Lunge vom Arm her durch den Daumen verläuft. Durch Akupunktur verschwanden alle Beschwerden. Es gab nie wieder Probleme mit Asthma.)

[85] vgl. Prof. Dr. Ivančić Tomislav, Wigratzbad 2008, CD 02 / S. 3

Frage einmal eine Blume, eine Rose: Wie geht es dir? Die Rose schweigt, aber lächelt dir zu. Die Rose spricht – und wie – und sehnt sich nach deiner Zärtlichkeit.

So wie die Tiere auch – alle, so wie der Mensch, nicht nur die Kinder, die Älteren noch mehr.

Wer sehnt sich nicht?

Denn der Schöpfer ist die Liebe. Und der Mensch sehnt sich nur nach der Liebe. Warum? Weil die Liebe der einzige Ort ist, wo ich alle Tode überleben kann. Alles Sterben kann ich da überleben, wenn ich weiß, dass mich jemand liebt. Wenn mich jemand liebt, dann weiß ich, ich bin ihm wichtig. Dann kann er mir nichts Schlechtes antun, sondern nur das Gute. Wenn jemand gegen mich etwas spricht, dann habe ich Angst. Warum? Wenn die anderen gegen mich etwas schreiben, wenn mich jemand verletzt, wenn jemand sagt: ‚Du hast nicht Recht', dann bin ich tot, dann habe ich Angst das Leben zu verlieren. Denn das Leben ist Grundlage von allem.

Wenn ich den Menschen in der Geistseele helfen will, muss ich eine Gesetzmäßigkeit finden, durch die alle Menschen Hilfe erfahren können. Wenn ich nur versuche, den Menschen mit Gebeten zu helfen, dann kann ich Atheisten nicht helfen, dann kann ich nicht islamischen Leuten helfen, dann kann ich nicht Hindus helfen, dann kann ich vier Milliarden Leuten nicht helfen.

Es muss also eine andere Möglichkeit geben. Das sind die Gesetzmäßigkeiten – also Strukturen, die in *jedem* Menschen sind."[86]

Ich habe schon darauf verwiesen, dass Viktor Frankl, der Begründer der Logotherapie[87], von solchen Strukturen spricht.

Professor Ivančić sagt weiter:

---

[86] Prof. Dr. Ivančić Tomislav, Wigratzbad 2008, CD 02 / S. 3
[87] vgl. Böschemeyer Uwe, Mut zum Neubeginn, Logotherapeutische Beratung in Lebenskrisen, Herder 1988,
sowie Lukas Elisabeth, Lehrbuch der Logotherapie, Profil Verlag München 2006

Alle Menschen sind Personen und spüren tief, wenn diese Struktur „Person“ verletzt wird. Wenn der Person die Würde genommen wird, ist das eine sehr tiefe Verletzung. „Du bist nichts, du kannst nichts.“

Alle haben ein Gewissen und alle wissen, was gut und schlecht ist.
Alle kennen den Schöpfer, alle wissen, dass es den Schöpfer gibt.
Alle haben Intelligenz,
alle haben ein Herz,
alle haben einen freien Willen,
alle haben Kreativität,
alle haben Religiosität,
alle haben Glauben, Hoffnung und Liebe.
Alle Menschen haben das.

Das liegt in der Natur eines *jeden* Menschen. Deswegen kann ich einfach aus dieser Gesetzmäßigkeit heraus helfen.[88]

Von solchen *Strukturen* sprach auch schon Viktor Frankl in der Logotherapie. Frankl war der *Geist des Menschen* sehr wichtig.[89]

In der Logotherapie wurden viel größere Resultate erzielt als die, die nur mit der Psychotherapie und Psychiatrie zu tun haben, besonders bei Alkoholikern, bei Drogensüchtigen, bei Familien ... [90]

Viktor Frankl geht mit seiner Therapie sehr nahe an den Geist des Menschen heran. In der anthropologischen Pneumatologie – also in der Frage der Heilung der Geist-Ebene – geht die Anthropologische Medizin mit der Methode der Hagiotherapie in diese Ebene hinein.

Professor Ivančić sagt: Wir haben mit der Hagiotherapie wunderbare Resultate bei depressiven Menschen, bei selbstmordgefährdeten

---

[88] vgl. Prof. Dr. Ivančić Tomislav, Wigratzbad 2008, CD 02 / S. 3, vergleiche auch Kapitel fünf

[89] vgl. Prof. Dr. Ivančić Tomislav, Wigratzbad 2008, CD 02

[90] vgl. Frankl Viktor bei Lukas Elisabeth, Lehrbuch der Logotherapie, München 2006, S. 152 „...wieder ist es verständlich, wenn Alvin Fraiser, der in Kalifornien ein Rehabilitationszentrum für Drogenabhängige leitet und dort die Logotherapie eingeführt hat, nicht die durchschnittliche Erfolgsrate von 11 Prozent, sondern eine von 40 Prozent verzeichnen konnte. (Frankl 38)“

Menschen, … Wir verstärken die geistige Dimension des Menschen. Der Mensch funktioniert normal, der Mensch hat eine eigene Firma, heiratet, hat Kinder, funktioniert als Person.[91]

Wörtlich sagt er: „Sie wissen vielleicht, dass man früher sagte: Man kann Zellen nicht rehabilitieren. Wenn Zellen zerstört sind, sind sie zerstört. Man dachte auch, dass die Gene komplett sind. Jetzt, seit zehn Jahren, sagt man das ganz anders. Man weiß, dass Zellen sich regenerieren können. Man weiß auch, dass man in Gene *neue* Informationen einschreiben kann.
Es gibt *Grundinformationen*, die vom Schöpfer kommen und es gibt *neue Informationen*, die der Mensch macht…
Versuche, dein ganzes Gedächtnis zu säubern, zu reinigen von Negativem. Sage nicht: Ich habe es probiert und es ging nicht. Probiere es noch einmal, zehnmal wenigstens."[92]

Im Geist kann der Mensch bereits eine Vision von seiner Gesundheit haben.

In der Therapie der Geistseele hat Professor Ivančić vor allem gewagt zu sehen und zu sagen: Wenn eine bestimmte Struktur der menschlichen Geistseele Mangel hat, also ein bestimmtes Symptombild aufzeigt, muss der Mensch ganz bestimmte Schritte gehen, damit Heilung geschieht.

Kurz erklärt: Wenn die Struktur Person verletzt ist, ist die Würde der Person verletzt. Dieser Mensch kann sich also bewusst machen: Ich bin wertvoll, denn der, der mich schuf, findet gut, was er gemacht hat.

Professor Ivančić analysiert diese Strukturen und zeigt Wege der Heilung auf der Ebene des Geistes auf. Das ist das eigentlich Neue. Er nutzt dazu vor allem die Erkenntnisse der Philosophie und der modernen Gehirnforschung.

---

[91] vgl. Prof. Dr. Ivančić Tomislav, Wigratzbad 2008, CD 02
[92] Prof. Dr. Ivančić Tomislav, Wigratzbad 2008, CD 02

Konkret beginnt Professor Ivančić damit, dass der Mensch eine Vorstellung, eine Idee, eine Vision von seiner geistigen Gesundheit bekommt. Er stellt auch gleich in den Raum, was das größte Hemmnis ist: Probiere einmal heute vielleicht den ganzen Tag deine Worte aufzuschreiben. Dann wirst du sehen, zu 90 % hast du negative Worte: „Ich kann nicht.“ „Das ist unmöglich.“ „Das ist zu schwer.“ … Dann wirst du erkennen, wie oft du negativ sprichst und das macht dich kaputt. Sag vielleicht zuerst mehrmals: „Man kann, man kann, ich kann es, ich kann es …“

Fange an positiv zu reden, denn dein ganzer Organismus wartet auf deine Worte. Wechsele, ändere deine Zunge, dann wird es Wirklichkeit. Du bist gut geschaffen und wenn du das Gute sprichst, bist du im Einklang mit dir selbst.[93]

Beim Menschen ist Bewusstsein ein Prozess

Der Mensch ist unbegrenzt in seinem Geist. Menschsein bedeutet, immer tiefer erkennen, unbegrenzt weitererkennen. Klinisch Tote, die durch Reanimation zurückgekommen sind, sprechen alle nur von zwei Dingen, *erkennen und lieben.*[94]

Kennen sie Eckart von Hirschhausen, den Komiker, der im Ursprungsberuf Arzt ist? Er denkt: „Fröhlich sein erhält den Menschen gesund, dann brauche ich ihn nicht gesund zu machen.“

Herr Dr. Eckart von Hirschhausen schreibt in seinem Buch „Glück kommt selten allein“: „Warum gibt es im Deutschen kein Gegenstück zum Teufelskreis? Dass eine schlechte Angewohnheit zur nächsten negativen Erfahrung führt – dafür haben wir ein häufig verwendetes Wort. Und jeder weiß auch, wie schwer es ist, aus dem Teufelskreis auszubrechen. Dahinter steckt, dass wir Gewohnheitstiere sind, und das hat mit dem Teufel gar nicht so viel zu tun. Denn die gleiche Beharrlichkeit könnten wir auch bei positiven Eigenschaften an den

[93] vgl. Prof. Dr. Ivančić Tomislav, Wigratzbad 2008, CD 03 / S. 6
[94] vgl. Prof. Dr. Ivančić Tomislav, Wigratzbad 2008, CD 01 S. 9

Tag legen. Nur gibt es dafür noch keinen etablierten Begriff. Mein Vorschlag: ‚Glücksspirale.‘“[95]

Für die Haltung und Heilung der Geistseele wäre das wohl eine sehr treffende Formulierung:
Ich erwarte das Gute. Ich glaube, dass Gutes geschieht...“

Im Folgenden finden Sie zwei Meditationen, die Ihnen helfen tiefer auf die Ebene des Geistes zu steigen.

Reden Sie nur wenig im Inneren.
Lassen Sie die Aussagen nachklingen.
Wer innerlich hört ist gesammelt.
Es ist wichtig, langsam zu reden.
Sehnen Sie sich einfach nach Ihrem Schöpfer.
Bleiben Sie einfach bei ihm.

---

[95] Dr. Hirschhausen Eckart von, Glück kommt selten allein, 7. Auflage 2009, Hamburg, Rowohlt Verlag, S. 202f
vgl. Lukas Elisabeth, Lehrbuch der Logotherapie, München 2006, S. 165
„Krebsoperationen, Amputationen, Lähmungen und dgl. mehr sind schockartige Lebenseinbrüche, die alles Bisherige und Künftige ins Wanken bringen. Ein endliches Wesen wird unsanft an seine Endlichkeit erinnert und erschrickt ‚zu Tode‘. Trotzdem kann der Organismus des Kranken oder körperlich Behinderten die Lebensfunktionen noch am ehesten aufrechterhalten, wenn die dazukommende affektive Belastung, die seine Immunlage schwächt, gering ist. Bei guter Stimmung besitzt er den maximalen körpereigenen Abwehrschutz gegen fortschreitenden Kräfteverfall, der in seiner Situation möglich ist. (Mütter ahnen diese Zusammenhänge instinktiv und lesen zum Beispiel ihren kranken Kindern lustige Geschichten vor, um sie bei Laune zu halten.)“
vgl. Lukas Elisabeth, S. 201: „...die Affektlage, und damit die Immunlage, ist mit geistigen Mitteln beeinflussbar.“

Meditation „Das Sein umgibt mich“ [96]

Der Schöpfer ist überall.
Die Fülle des Seins umgibt mich von allen Seiten.

Die Liebe ist links und rechts.
Alles zu meiner Rechten gehört dem Schöpfer an.
Die Natur, die Menschen, Tiere und Pflanzen – alles ist sein.
Ich bin in einer mir bekannten Welt.
Der Schöpfer umgibt mich von meiner rechten Seite.
Der Schöpfer umgibt mich von der linken Seite.

Alle Gebirge, Wiesen, Felder und Flüsse,
alles gehört diesem, meinem Schöpfer.

Diese Welt ist mir bekannt.

Die Liebe ist zu meiner Linken und zu meiner Rechten anwesend.
Sie ist auch über mir.

Wohin ich gehe und was ich tue, der Schöpfer geht mit mir.

Er weiß um jeden Sonnenstrahl, der mich berührt.

Er ist auch hinter mir anwesend, er steht in meinem Rücken.
Auch in meiner Vergangenheit war er da.

Er kennt mich.
Er war immer bei mir.

Der Schöpfer geht auch vor mir her.
Wohin ich auch gehe, er ist mir bereits vorausgegangen.
Die Liebe ist links und rechts, hinter mir und vor mir.

Die Liebe – der Schöpfer – wohnt auch in mir.
Sein Geist lebt in mir.
Er hat mich zum Leben gerufen und er hält mich in seiner Hand.

---

[96] vgl. Dr. Marinović Marina, Fulda 2005

Er umgibt mich von allen Seiten.

Wo ich auch bin, was ich auch tue, er ist mit mir.
Mit meinem Geist kann ich mich seinem Geist öffnen.
Ich kann mich von dieser Fülle erfüllen lassen.
Ich bin nie allein.
Er liebt mich.

Meditation „Existenz“ [97]

Ich *bin* geschaffen.
Ich *habe* einen Geist.

Mein Schöpfer ist bei mir.
Niemand kann mir durch den Tod helfen.
Niemand kann mich in allem verstehen.
Niemand kann Tag und Nacht bei mir bleiben.
Nur mein Schöpfer ist immer bei mir.
Ich werde still bei ihm.

Er hat mich geschaffen, er persönlich.
Nach seinem Bild bin ich geschaffen.
Er ist Person und ich bin Person.
Er hat mir von seinem Geist gegeben.
Er hat mich gewollt. Er!

Er ist immer bei mir.
Er ist in meiner Freude.
Er ist in meinem Leid.
In meiner Vergangenheit war ich nie allein.
Immer war er bei mir.

Er war auch bei mir
– als ich schuldig wurde,
– als ich in Lebensgefahr war,
– als ich litt.

Ich bin nie allein.

Er wird immer mit mir sein.

---

[97] vgl. Prof. Dr. Ivančić Tomislav, Wigratzbad, Juli 2005

3. Kapitel: Nur was ich empfangen habe, kann ich weitergeben

Dr. Eckart von Hirschhausen lädt uns ganz unkonventionell ein, zur „Glücksspirale“ zu schauen, wie Professor Ivančić uns dazu einlädt, uns auf den Weg zum wahren Glück zu machen. Ich erwarte das Gute. Ich glaube, dass Gutes geschieht. Bringen wir die gleiche Energie dafür auf, so zu denken, wie für negatives Denken? Die Kraft und Zeit, die wir bisher für den Teufelskreis eingesetzt haben, können wir einsetzen für die „Glücksspirale“.

Gehen wir einige Schritte auf der „Glücksspirale“ weiter. Schreiben wir mit Durchhaltevermögen die Wahrheit unseres Lebens, die unser Schöpfer für uns hat, in unsere Zellen ein: „Ich bin nie allein. Er liebt mich.“

Der Mensch hat heute viel Angst[98]

- vor sich selbst,
- vor anderen Menschen,
- vor Ereignissen,
- vor dem Schöpfer.

Der Mensch weiß nicht, wie er selbst reagiert. Er weiß nicht, wie der andere reagiert. Er hat teilweise die Gewissheit verloren, dass der Schöpfer es gut mit ihm meint. Er weiß nicht mehr, dass der Schöpfer gar nicht anders kann, als das Gute für ihn zu wollen. Die Ohnmacht des Menschen zu kommunizieren und der Mangel in seinem geistigen Bereich führen zu diesen Ängsten.

---

[98] vgl. Dr. Marinović Marina, Fulda 2005

Die drei Bereiche der Kommunikation

Kommunikation

1. mit mir selbst
2. mit anderen
3. mit dem Schöpfer

Kommunikation mit mir selbst

Jetzt lade ich Sie ein: Nehmen Sie sich einen Spiegel. Setzen Sie sich damit ruhig hin und schauen Sie sich an.
Schauen Sie sich einen Augenblick an – in aller Stille.
Nur einfach anschauen.
Es fällt Ihnen schwer? Das macht nichts.
Bleiben Sie dabei: Schauen Sie sich an.

Schauen Sie so lange, bis Sie sich selbst zulächeln können.
Lassen Sie sich Zeit.
Was sehen Sie?
Wen sehen Sie?

Sie sehen sich mit Ihrem Gesicht, Ihren Augen, Ihrer Nase, ...
Der, der Sie als diesen einmaligen Menschen geschaffen hat, hat Freude an seiner Schöpfung. Er hat Freude an Ihnen.
Er denkt: „Was ich gemacht habe, habe ich sehr gut gemacht."
Schauen Sie in den Spiegel und sehen Sie, ob Sie ja sagen können zu dieser Meinung.

Finden Sie in sich den Raum, der zustimmen kann – wenn es auch nur eine kleine Ecke im Herzen wäre. Dann könnte ein erstes Lächeln entstehen.

Diese Übung können Sie öfter wiederholen und so mit sich selbst kommunizieren.

Kommunikation mit anderen[99]

Im Jahre 1998, also vor wenigen Jahren, erhielten 100 Nobelpreisträger in aller Welt die Aufgabe, eine *gemeinsame* Aussage zu treffen zu der Frage: *Worin liegt die Lösung der Krise der heutigen Menschheit?*

Die gemeinsame Antwort dieser 100 Wissenschaftler lautete:

„Die Lösung der Krise der heutigen Menschheit liegt nicht in der besseren Technik, sondern in der Umkehr des Herzens."

Es sind *100 Wissenschaftler*, Nobelpreisträger über die ganze Welt verteilt, die solch eine Aussage treffen.

Wenn es Ihnen gelingt, einem anderen Menschen zuzulächeln, einfach so, kehrt das Herz zum Guten um.

Kommunikation mit dem Schöpfer

In der Grundschulung zur Hagiotherapie erzählte uns die Dozentin ein sehr einfaches Beispiel.[100] Ins Zentrum für geistige Hilfe in Zagreb kam ein junges Mädchen zum Gespräch. Es litt unter Magersucht und alle psychologischen Beratungen hatten ihr nicht geholfen, haben sie nicht weitergebracht.

Nun kam sie also ins Zentrum. Die Hagioassistentin hatte sich bereits mehrfach mit ihr getroffen und kam auch keinen einzigen Schritt weiter. Beim achten Treffen kam ihr plötzlich eine Idee. Sie fragte das Mädchen: „Was bereitet dir in deinem Leben Freude, ich meine eine tiefe, wirkliche Freude?" Die Hagioassistentin erwartete eine tolle Geschichte. Das Mädchen dachte eine Weile nach. Dann ging ein frohes Strahlen über sein Gesicht und es sagte: „Ein Schüsselchen Quark." Als die Hagioassistentin sah, dass dies dem Mädchen eine wirkliche Freude sei, sagte sie: „Siehst du, diese Freude, die du jetzt spürst, das ist die Freude, die dein Schöpfer für dich hat. Das ist die

---

[99] vgl. Dr. Marinović Marina, Fulda 2005
[100] vgl. Dr. Marinović Marina, Fulda 2005

Freude, die er dir schenken möchte.“ Von nun an ging die Therapie schnell weiter. Es wurde bald gesund.

Warum erzähle ich diese Begebenheit? Dieses Mädchen fand den Weg zur Kommunikation mit dem Schöpfer über die Freude.
„Was ist Ihr Quarkschüsselchen?“ Finden Sie in Ihrem Leben eine tiefe Erfahrung der Freude? Finden Sie in Ihrem Leben eine tiefe Erfahrung des Guten? Finden Sie in Ihrem Leben eine tiefe Erfahrung der Liebe, der Treue…?
Diese Erfahrungen können die Tür öffnen zur Kommunikation mit dem Schöpfer, der Ihnen diese Erfahrungen geschenkt hat.

Die gute Kommunikation mit sich selbst, mit dem anderen und mit seinem Schöpfer öffnet die Gedanken des Menschen für das Gute.

Der Mangel im geistigen Bereich des Menschen

Anhand von Texten von Dr. med. Eckart von Hirschhausen[101] kann man dieses Thema gut beleuchten. Auf seine humorvolle Weise schreibt er:
„Ein imposantes Tier, der Elefant. Er ist eines der größten lebenden Tiere der Welt. Die meisten Menschen getötet hat aber die Mücke. Historisch sind an Krankheiten, die sie überträgt, die Hälfte aller Menschen gestorben, die je gelebt haben, unvorstellbar viele Milliarden. … Groß ist schön? Klein ist stark! Elefanten sind vom Aussterben bedroht, Mücken nicht. … Ein afrikanisches Sprichwort lautet: ‚Man weicht leichter einem Elefanten aus als einem Moskito‘. Was hat das mit uns in Deutschland zu tun? Wer, glauben Sie, ist hierzulande das gefährlichste Tier? Rottweiler, Killerbienen, Angsthasen? Das Reh. Es kostet pro Jahr über 30 Autofahrern das Leben, vor allem, weil sie versuchen auszuweichen.“ …

Herr von Hirschhausen hat noch einige lustige Aussagen auf Lager: „Wir könnten uns in der Zwischenzeit auch ins Kornfeld legen und über die großen und kleinen Dinge des Lebens nachdenken. Wiesen

---

[101] Dr. Hirschhausen Eckart von, Glück kommt selten allein, S. 227 -229

und Felder sind ja ein bisschen wie die Haare der Erde. Sie wachsen jeden Tag an vielen kleinen Halmen ein kleines Stück. Unsere Haare auch. Würde man die ganze Wuchsleistung unserer Haare in einem einzigen Haar zusammenfassen, wären das am Tag 30 Meter. … So ist das mit dem Glück auch. Vielen kleinen Momenten, die wir nicht besonders beachtenswert finden, weil wir auf das große Glück warten, das wir verpassen könnten, wenn wir uns mit dem kleinen bereits zufrieden geben. Und unser Gedächtnis spielt bei dem Selbstbetrug mit, es erinnert sich am liebsten an die großen Dinge aus der Vergangenheit und malt sich für die Zukunft großes aus. So entsteht einer der größten Denkfehler überhaupt auf dem Weg zum Glück…
Erinnern Sie sich noch, wie Sie das letzte Mal eine Million im Lotto gewonnen haben? Nicht? Kommt auch nicht so oft vor. Aber sicher erinnern Sie sich noch daran, als man in Telefonzellen mit Münzen telefoniert hat? Egal, ob groß, klein, arm, reich, alle haben wir doch geguckt, ob in diesem Schacht ein Groschen lag. Und hatte man einen entdeckt, wusste man: Heute ist mein Tag! Das war ein großer Glücksmoment. Mit diesem Groschen in der Tasche sind wir durch die Welt getanzt, denn – hey, was kostet die Welt – ich hab zehn Pfennig!“

Eckart von Hirschhausen schreibt weiter: „Haben sie mal ein altes Tagebuch von sich durchgeblättert? Ein Klagebuch. Das man das überhaupt überlebt hat! Aber einmal angenommen, ein Außerirdischer oder ein Anthropologe findet in 100 Jahren Ihr Tagebuch. Was für ein Bild von Ihrem Leben wird er sich wohl machen? Ziemlich einseitig. Genauso einseitig wird unser eigenes Bild von unserem Leben, wenn wir nicht bewusst gegensteuern. Ein verblüffend einfacher Glücksbringer: das Glücks- und Danktagebuch. Regelmäßig, beispielsweise am Abend oder an einem Tag in der Woche, fünf kleine Stichworte aufschreiben. Was war heute schön, besser als erwartet, wofür bin ich dankbar? Kurze Notizen. Die verändern langfristig unsere Stimmung.“

Genießen wir noch ein paar Gedanken von Eckart von Hirschhausen.[102]

„Spaß beiseite. Aber wohin mit ihm? Einer der hartnäckigsten Psychoirrtümer ist: Lass negativen Gefühlen freien Lauf. Diese Küchenpsychologie betrachtet den Menschen als einen Druckkochtopf, der Dampf ablassen muss, damit er nicht explodiert. Das mag beim Kochen gelten, aber wer ständig überkocht, macht vor allem seinen Beziehungen den Garaus. … Wer meint, seine Umgebung über jede Laus, die ihm über die Leber läuft, informieren zu müssen, tut niemandem einen Gefallen, noch nicht mal sich selbst. Auch wenn wir es nicht gerne hören: Verdrängung ist nichts Schlechtes, sondern die gesunde Reaktion unseres psychischen Immunsystems, sich mit Dingen, die nicht zu ändern sind, nicht ständig zu beschäftigen. Und dass davon im Unterbewusstsein große In-sich-rein-fress-Schäden entstehen, ist völlig unbewiesen und wird durch mehrfaches Wiederholen nicht wahrer.
Natürlich tut es gut, wenn wir unsere Sorgen anderen mitteilen. Im Gespräch rückt vieles in der Perspektive zurecht … Aber Ärger ‚rauslassen' hat oft einen hohen Preis und viele Kollateralschäden. Wenn beispielsweise ein Chef einen Mitarbeiter für einen begangenen Fehler ‚zur Sau' macht, erreicht er damit nicht etwa, dass in Zukunft keine Fehler passieren, sondern hauptsächlich, dass er nur später davon erfährt…
Da fällt mir ein, wie ich neulich den Zug verpasst habe, weil er ausgerechnet *zu früh* losgefahren ist, aufgrund eines plötzlichen Fahrplanwechsels. Ich stand am Bahnsteig mit meinem ganzen Gepäck, hatte mich abgehetzt und war ausnahmsweise pünktlich…

Stopp – gleich unterbrechen. Ich könnte mich jetzt so darüber aufregen. Aber ich könnte es auch bleiben lassen.

---

[102] Dr. Hirschhausen Eckart von, Glück kommt selten allein, S. 237 - 239

Unsere Sprache ist ein Schatz: *ICH ÄRGERE MICH.*

Subjekt – Prädikat – Objekt.

Wer ärgert hier wen? Und wer kann damit aufhören? ...“[103]

Interessant ist in diesem Zusammenhang die Definition, die die Dozentin bei der Schulung zur Hagiotherapie über den „Freien Willen“ referierte.[104] „Der freie Wille ist gesund, wenn er die Fähigkeit hat, sich für das Gute zu entscheiden.“

Warum?

Professor T. Ivančić zeigt auf, dass ein Mensch innerlich frei wird, wenn er sich für das Gute entscheiden kann. Dann ist er nicht mehr gebunden an seinen Zorn, an Rache, an negative Gefühle, auch nicht mehr an Menschen.

So sind Sie eingeladen, sich für das Glückstagebuch zu entscheiden.

Was wir oft tun prägt sich in unser Gehirn ein

„Natürlich haben ... unsere negativen Gefühle ... einen Wert, sie weisen uns auf etwas hin, warnen uns vor Dummheit oder verhindern Überlastung. Aber wenn wir ihre Botschaft verstanden haben, macht es keinen Sinn, sie weiter zu kultivieren. Wenn wir oft Ärger rauslassen, ist er nicht weg sondern kommt umso leichter wieder in uns hoch. Denn wir haben die Ärger-Bahn im Gehirn geölt... Vielleicht denken sie jetzt: Ich reg mich ja nie auf, die anderen regen mich auf. Aber wenn ich jemandem gestatte, mich aufzuregen, gebe ich den Schlüssel zu meinen Gefühlen aus der Hand, und damit wäre ich sehr vorsichtig. Wer weiß, welche Schleusen der dann noch öffnet! Bestimmen Sie den Ärger und lassen Sie sich nicht vom Ärger bestimmen. Zum Beispiel kann man mit seinem Ärger auch einen Termin machen. Sich laut sagen: ‚Ich ärgere mich jetzt mal richtig bis 15.30 Uhr, aber dann habe

---

[103] ebd.
[104] vgl. Dr. Marinović Marina, Fulda 2005

ich heute noch was Besseres vor‘. Werden sie zum Koch und nicht zum Drucktopf im Kopf!“[105]

Eckart von Hirschhausen beschreibt im Grunde hier wieder die Entscheidung, sich aus einem Teufelskreislauf herauszunehmen und sich für die Glücksspirale, die er propagiert, zu entscheiden.

Ein weiterer wichtiger Aspekt ist der Blick darauf, dass Wiederholungen sich in das Gehirn einprägen.

Drei Aspekte scheinen mir an diesem Text des Herrn von Hirschhausen wichtig:

- Wir *entscheiden* uns für die Glücksspirale oder den Teufelskreis. Wenn unser freier Wille gesund ist, werden wir uns immer für die Freude, für das Gute, für die Wahrheit, für die Einheit und für das Schöne entscheiden können.
- *Wir* sind es, die sich entscheiden.
- Um das Gedächtnis zur Gesundheit zu führen, ist Einprägung sehr wichtig. Was präge ich mir ein?

Ein Philosoph aus Genf sprach neulich im Fernsehen:[106] *„Der Mensch ist auf dem Weg zu seiner Menschwerdung.“*

Eckart von Hirschhausen sagt: „Werden sie zum Koch.“

Auf der Ebene der Geistseele könnte man sagen: „Beobachten Sie mit ihrem Geist ihre psychischen Reaktionen.“

Wir entscheiden uns im Herzen für das Gute.

Das ist eine Chance. Man sagt: „Wie das Herz des Menschen ist, so ist sein Wirken.“ Deshalb muss unser eigenes Herz zuerst neu werden.

Professor T. Ivančić berichtete in einem Vortrag: „Eine Dame kam zu mir und klagte mir, ihr Sohn sei so schrecklich. Er sei ungezogen,

---

[105] Dr. Hirschhausen Eckart von, Glück kommt selten allein, S. 237 - 239
[106] Im April 2010, leider konnte ich den Namen nicht aufschreiben

unsauber, sei ausgezogen, käme kaum noch nach Hause, würde nicht mehr mit ihnen reden ... Sie klagte viele Probleme. Und sie sagte: Ich bete jeden Tag für ihn.

Ich antwortete: *Reden* Sie von heute an nur noch *gut* über Ihren Sohn.

Sie ging und kam nach acht Wochen wieder und klagte das Gleiche.

Ich fragte sie: Haben Sie gemacht, was ich gesagt habe?

Sie antwortete: Ich habe gebetet.

Ich bat Sie:
Reden Sie von heute an nur noch *das Gute* über Ihren Sohn.

Nach acht Wochen kam sie wieder. Sie sagte: Ich habe endlich auf Sie gehört. Ich habe nichts Negatives mehr zu meinem Sohn und über meinen Sohn gesagt. Er ist ganz anders geworden. Wir haben gute Gespräche und sind wieder oft zusammen in der Familie. Alles hat sich zum Guten gewendet."[107]

Diesen Vortrag hörte eine Frau, die über viele Jahre Probleme mit einem Menschen aus der Familie hatte. Sie erkannte, dass dies auch für sie der richtige Weg sei. Nach zwei bis drei Tagen war es schon wieder vorbei mit den guten Vorsätzen. Aber sie gab nicht auf, setzte immer wieder neu an. Es gab Hagioassistenten, die ihr Problem kannten und ihr halfen, wieder und wieder neu anzufangen und den Weg des „Nur gut von dem anderen reden" immer neu zu beschreiten. Es dauerte fast zwei Jahre, bis sie innerlich endlich genug trainiert hatte. Die Zeitabstände vergrößerten sich, in denen sie nichts Negatives mehr sagte. Mit der Zeit wurden wieder Gespräche möglich, die über Jahrzehnte verstummt waren. Durch das Reden des Guten machte sie überraschende Erfahrungen und die Erlebnisse auf der „Glücksspirale" verstärkten sich. Heute sagt sie: „Ich bin noch auf dem Weg, aber ich weiß, dass es der richtige Weg ist, der einzige, der sich lohnt und am Schluss gelohnt haben wird."

---

[107]vgl. Prof. Dr. Ivančić Tomislav, Schönstatt 2007, belegt durch Autorin als Zuhörerin

Denken Sie daran: Jedes negative Wort zerstört Zellen im Gehirn. Trennung, Abkehr vom Guten, Wahren, Einen, Schönen – also den Grundeigenschaften des Seins – hat konkret etwas mit *mir*, mit meinem Gehirn zu tun.

Die Neurowissenschaften sagen: Indem der Mensch anfängt, positiv zu reden, indem er sich entscheidet

- für das Moralische,
- für das Gute,
- für das Richtige

macht er seine Seele gesund – und sein Gehirn (das ist messbar).

In der Tiefe, in den Grundeigenschaften des Seins, entsteht die Kraft der Gesundheit. Die Grundeigenschaften des Seins sind in jedem Menschen. Trifft der Mensch hier eine Entscheidung für das Gute, das Wahre, das Schöne, die Einheit und spricht er die anderen Menschen auf das Gute hin an, kann er helfen, eine ganze Gesellschaft ändern.

Eine geistig gesunde Person [108]

- kann ihren Lebenssinn finden.
- kann mit anderen Menschen zusammenleben und gut mit anderen mitarbeiten.
- hat eine richtige Werteskala im Leben und eine moralische Sicherheit.
- ist dem Guten zugewandt.
- kann durch andere bereichert, werden ohne die eigene Meinung aufzugeben.
- kann mit Lebenskrisen fertig werden.

Die Geistseele hält die psychische und die vegetative Dimension zusammen. Die Verbindung mit dem Schöpfer ist die Bedingung, dass die Geistseele heilen kann. Es geschieht nur Heilung in der Geistseele,

---

[108] vgl. Dr. Marinović Marina, Fulda 2005

wenn die Verbindung zum Schöpfer vollzogen wird. Das bedeutet, wir müssen uns immer wieder dem Schöpfer zuwenden.

Erinnern Sie sich an das „Quarkschüsselchen“. Erinnern Sie sich an Ihren persönlichen Zugang zu einer tiefen Freude, zu einer Erfahrung des Guten, der Liebe, der Treue, … Sehen Sie, welche Liebe und welche Freude der Schöpfer für Sie hat.

– Stille –

Der Geist ist außerhalb von Raum und Zeit. Deshalb kann der Mensch mit seinem Geist in alle Zeiten seines Lebens hineingehen. Für den Schöpfer *und im geistigen Bereich* ist alles *jetzt.* Das beinhaltet die Möglichkeit, dass Wunden, die in unserer Vergangenheit entstanden sind, heilen können.

Erinnern Sie sich: Wir kommen von irgendwoher und gehen irgendwohin. Hier sind wir für eine bestimmte Zeit. Hier haben wir auch eine bestimmte Aufgabe. Alles, was geschieht, hat im Tiefen einen guten Grund.

Ich lade Sie erneut zu einer Übung ein.

Wichtig ist dabei Folgendes: Gehen Sie sehr behutsam mit sich um. Tun Sie nur so viel, wie Sie tun können. Bleiben Sie gelassen. Bei innerer Unruhe sind Sie vielleicht zu schnell vorangegangen. Erholen Sie sich zunächst wieder. Machen Sie eine Pause. Vielleicht müssen Sie zuerst ein anderes Thema bearbeiten. Die Erfahrung lehrt, dass jedes Thema seine passende Zeit hat. Oft geht das „schwierige Thema“ später erstaunlich gut.

Schauen sie nicht in die Wunden. Das ist sehr wichtig.

Sie können die Meditation auch in mehrere kürzere Schritte unterteilen und diese Zeitspanne für Zeitspanne meditieren.

Die Grundmeditation durch die Lebensphasen gehört zu den grundlegenden Schritten auf dem Weg zur Heilung. Sie weist auf das tiefe innere Wissen des Menschen, dass der Schöpfer immer bei ihm ist.

Diese Grundmeditation durch die Lebensphasen kann um verschiedene gedankliche Schwerpunkte erweitert werden. Dies geschieht an anderen Tagen.

Beispielhaft sei die erste erweiterte Meditation vorgestellt.

Der *kursiv* geschriebene Satz wird jeweils der Grundmeditation hinzugefügt. Dabei wirkt der Grundgedanke heilend, wenn Sie ihn für sich selbst in Anspruch nehmen.

Sie können auch Ihre eigenen Worte und Ihren eigenen Rhythmus finden. Lassen Sie sich Zeit und lassen Sie alles „wirken", bis kein Widerstand mehr da ist.

Erweitert wird die Grundmeditation in einem ersten Schritt mit dem Gedanken: *Ich glaube meinem Schöpfer, dass er immer bei mir ist.* Dieser Gedanke stärkt den Glauben an den Schöpfer und das Vertrauen auf ihn.

Steigen Sie auf die Ebene des Geistes:

Wer bin ich?

Woher komme ich?

Wem gehöre ich?

Wohin gehe ich?

Grundmeditation

Mein Schöpfer ist jetzt bei mir.
Ich lebe, weil er mich auf dieser Erde will.
Er bleibt immer bei mir und ist mir immer treu.
Wohin ich auch gehe, was ich auch tue, was ich auch denke,
er ist mir treu.
Mein Schöpfer war immer bei mir, in jedem Moment.
Bei meiner Empfängnis und in der Zeit bis zur Geburt war er immer bei mir. Er war an meiner Seite und hat mich geliebt.

Bei meiner Geburt und in meiner frühesten Kindheit –
bis zum 3. Lebensjahr – war mein Schöpfer immer bei mir.
Er weiß alles. Ich war nie ohne ihn.
Er hat mich immer geliebt.

In den Jahren meiner Kindheit bis zur Einschulung hat mein Schöpfer mich begleitet. Er war bei mir.
Er war für mich. Er hat mich immer geliebt.
Auch in der Zeit bis zur Pubertät war mein Schöpfer immer bei mir.
Er hat mich begleitet.
Er hat mich in keiner Sekunde alleingelassen.
Er war immer für mich.
Er hat mich immer geliebt, auch wenn ich es nicht gespürt habe.

In der Zeit des Erwachsenwerdens bis zum 25. Lebensjahr war er immer bei mir. Mein Schöpfer war in jedem Moment für mich.
Auch in der Zeit bis heute war er in allem bei mir.
Mein Schöpfer war immer für mich und er hat mich immer geliebt.

Er ist auch jetzt in meiner ganz konkreten Situation bei mir. Er ist für mich und er geht mit mir in jede Situation, die auf mich zukommt.

Mein Schöpfer liebt mich so wie ich bin.
Er liebt mich als diesen einmaligen, unverwechselbaren Menschen.

Erweiterte Meditation

Mein Schöpfer ist jetzt bei mir.
Ich lebe, weil er mich auf dieser Erde will.
Er bleibt immer bei mir und ist mir immer treu.
Wohin ich auch gehe, was ich auch tue, was ich auch denke,
er ist mir treu.

Ich glaube meinem Schöpfer, dass er immer bei mir ist.

Er war immer bei mir, in jedem Moment.
Bei meiner Empfängnis und in der Zeit bis zur Geburt war mein Schöpfer immer bei mir.
Er war an meiner Seite und hat mich geliebt.

Ich glaube ihm, dass er immer bei mir war.

Bei meiner Geburt und in meiner frühesten Kindheit –
bis zum 3. Lebensjahr – war mein Schöpfer immer bei mir.
Er weiß alles. Ich war nie ohne ihn.
Er hat mich immer geliebt.

Ich glaube ihm, dass er immer bei mir war.

In den Jahren meiner Kindheit bis zur Einschulung hat mein Schöpfer mich begleitet.
Er war bei mir.
Er war für mich.
Er hat mich immer geliebt.

Ich glaube ihm, dass er immer bei mir war.

Auch in der Zeit bis zur Pubertät war mein Schöpfer immer bei mir.
Er hat mich begleitet.
Er hat mich in keiner Sekunde alleingelassen.
Er war immer für mich.
Er hat mich immer geliebt, auch wenn ich es nicht gespürt habe.

Ich glaube ihm, dass er immer bei mir war.

In der Zeit des Erwachsenwerdens bis zum 25. Lebensjahr war er immer bei mir.
Mein Schöpfer war in jedem Moment für mich.

Ich glaube ihm, dass er immer bei mir war.

Auch in der Zeit bis heute war er in allem bei mir.
Mein Schöpfer war immer für mich und er hat mich immer geliebt.

Ich glaube ihm, dass er immer bei mir war.

Er ist auch jetzt in meiner ganz konkreten Situation bei mir.
Er ist für mich und er geht mit mir in jede Situation, die auf mich zukommt.

Ich glaube meinem Schöpfer, dass er immer bei mir ist.

Er liebt mich so wie ich bin.
Er liebt mich als diesen einmaligen,
unverwechselbaren Menschen.

Ich glaube, dass mein Schöpfer mich liebt.

Grundmeditation und ihre Erweiterungen

A. Grundmeditation

B. Erweiterte Grundmeditation jeweils mit einem der folgenden Gedanken:

1. *Ich glaube, dass mein Schöpfer bei mir war.*[109]

2. *In der Gegenwart meines Schöpfers dürfen alle Wunden aus dieser Zeit heilen.*[110]

3. *In der Gegenwart meines Schöpfers dürfen alle Erinnerungen an diese Wunden heilen.*[111]

4. *In der Gegenwart meines Schöpfers dürfen alle Reaktionen auf die Wunden heilen.*[112]

5. *In der Gegenwart meines Schöpfers dürfen alle Traumata heilen.*[113]

6. *In der Gegenwart meines Schöpfers dürfen sich alle Blockaden lösen.*[114]

7. *In der Gegenwart meines Schöpfers dürfen alle belastenden Folgen aus meinen Wunden und aus meinen Fehlentscheidungen heilen*[115].

---

[109] vgl. Dr. Marinović Marina, Fulda 2004
[110] Winter-Stein, aufgrund der Vorlesungen von Frau Dr. Marinović sowie aufgrund eines persönlichen Gespräches mit Horst Holzer, Wiebelskirchen 1990,
[111] Winter-Stein, aufgrund eines persönlichen Gespräches mit Horst Holzer, Wiebelskirchen 1990
[112] Winter-Stein, persönliche Erkenntnis aufgrund der Vorlesungen von Frau Dr. Marinović,
[113] ebenso
[114] ebenso

Die Schritte durch die Lebensphasen:

1. die Zeit von der Zeugung bis zur Geburt
2. die Geburt und die Zeit nach der Geburt bis zum 3. Lebensjahr (Geprägt als Zeit des Unbewussten und Unterbewussten),
3. die Zeit vom 3. Lebensjahr bis zur Einschulung
4. die Zeit bis zur Pubertät
5. die Zeit des Erwachsenwerdens
6. die Zeit bis heute

Die theologische Dimension des Menschen - ein Exkurs

Beim V. Internationalen Studium der Anthropologischen Medizin und Hagiotherapie 2013 in Zagreb spricht Professor Ivančić wiederholt von *vier menschlichen Dimensionen*, die zu unterscheiden sind:

1. Biologische Dimension (Körper)
2. Psychische Dimension (Psyche)
3. Anthropologische Dimension (Geist)
4. Theologische Dimension
   (Religiosität, religiöser Glaube, Gebet, …)

Die obige Grundmeditation und ihre Erweiterungen gehören zum dritten, dem anthropologischen Bereich. Die anthropologische Dimension ist ja Gegenstand dieses Buches.

Diese letzten Seiten von Kapitel drei sind eine kurze Darstellung der vierten, der theologischen Dimension des Menschen.

Die dritte, die anthropologische Dimension *und* die vierte, die theologische Dimension, hat *jeder* Mensch, indem er als Mensch an den Schöpfer gebunden ist.

---

[115] Winter-Stein, aufgrund der eigenen Arbeit

Die *theologische Dimension* betrifft die Fähigkeit des Menschen, mit dem Schöpfer in eine *personale* Beziehung zu treten. Diese Fähigkeit findet sich *nur* beim Menschen. Kein anderes Geschöpf kann aus freier Entscheidung in eine persönliche Beziehung zu seinem Schöpfer treten. Ein Tier betet nicht.

Beim V. Internationalen Studium 2013 weist Professor Ivančić immer wieder darauf hin, dass der Mensch mit Hilfe seiner anthropologischen Ebene alle anderen Dimensionen seines Menschseins steuern kann. Dies gilt auch für die theologische Ebene.
Entscheidet der Mensch sich für eine persönliche Beziehung zu seinem Schöpfer, überschreitet er die anthropologische Dimension seines Menschseins und steigt auf die theologische Ebene.
Dies ist nicht abhängig von seiner Religionszugehörigkeit oder Weltanschauung.
Die persönliche Beziehung zu seinem Schöpfer, also der Wechsel von der anthropologischen auf die theologische Ebene entspricht dem Naturgesetz. Jemand – ein Schöpfer – hat dem Menschen das Leben geschenkt. Er hat sich nicht selbst erschaffen. So ist die Verbindung zu seinem Schöpfer zutiefst im Menschen angelegt.

Über seine geistigen Fähigkeiten, also über seine anthropologische Dimension, ist er mit diesem Schöpfer verbunden. Aufgrund seiner theologischen Ebene kann der Mensch in das Gespräch mit diesem Schöpfer treten, also in eine personale Beziehung zu ihm.

Entscheidet der Mensch aus freiem Willen, in die eben dargestellte persönliche Beziehung zu seinem Schöpfer einzutreten, kann er auch auf der theologischen Ebene durch die Lebensphasen gehen und seinen Schöpfer als Person ansprechen.

Im Folgenden biete ich Ihnen die Form der Grundmeditation mit ihren Erweiterungen auch für die theologische Ebene an.

Grundmeditation durch die Lebensphasen auf der theologischen Ebene

Mein Schöpfer, du bist jetzt bei mir.
Ich lebe, weil du mich auf dieser Erde willst.
Du bleibst immer bei mir und bist mir immer treu.
Wohin ich auch gehe, was ich auch tue, was ich auch denke, du liebst mich.
Mein Schöpfer, du warst immer bei mir, in jedem Moment.
Bei meiner Empfängnis und in der Zeit bis zur Geburt warst du immer bei mir. Du warst an meiner Seite und hast mich geliebt.

Bei meiner Geburt und in meiner frühesten Kindheit – bis zum 3. Lebensjahr – warst du immer bei mir.
Du weißt alles. Ich war nie ohne dich. Du hast mich immer geliebt.
In den Jahren meiner Kindheit bis zur Einschulung hast du mich begleitet. Du warst bei mir.
Du warst für mich. Du hast mich immer geliebt.

Auch in der Zeit bis zur Pubertät warst du immer bei mir.
Du hast mich begleitet. Du hast mich in keiner Sekunde alleingelassen.
Du warst immer für mich.
Du hast mich immer geliebt, auch wenn ich es nicht gespürt habe.

In der Zeit des Erwachsenwerdens bis zum 25. Lebensjahr warst du immer bei mir. Mein Schöpfer, du warst in jedem Moment für mich.

Auch in der Zeit bis heute warst du in allem bei mir.
Du warst immer für mich und du hast mich immer geliebt.

Mein Schöpfer, du bist auch jetzt in meiner ganz konkreten Situation bei mir. Du bist für mich und du gehst mit mir in jede Situation, die auf mich zukommt. Du liebst mich so wie ich bin.

Du liebst mich als diesen einmaligen, unverwechselbaren Menschen.

Ich danke dir.

Erweiterte Grundmeditation auf der theologischen Ebene

Mein Schöpfer, du bist jetzt bei mir.
Ich lebe, weil du mich auf dieser Erde willst.
Du bleibst immer bei mir und bist mir immer treu.
Wohin ich auch gehe, was ich auch tue, was ich auch denke,
du liebst mich.

Ich glaube, dass du, mein Schöpfer, immer bei mir bist.

Mein Schöpfer, du warst immer bei mir, in jedem Moment.
Bei meiner Empfängnis und in der Zeit bis zur Geburt warst du immer bei mir. Du warst an meiner Seite und hast mich geliebt.

Ich glaube, dass du, mein Schöpfer, bei mir warst.

Bei meiner Geburt und in meiner frühesten Kindheit –
bis zum 3. Lebensjahr – warst du immer bei mir.
Du weißt alles.
Ich war nie ohne dich.
Du hast mich immer geliebt.

Ich glaube, dass du, mein Schöpfer, bei mir warst.

In den Jahren meiner Kindheit bis zur Einschulung hast du, mein Schöpfer, mich begleitet.
Du warst bei mir.
Du warst für mich.
Du hast mich immer geliebt.

Ich glaube, dass du, mein Schöpfer, bei mir warst.

Auch in der Zeit bis zur Pubertät warst du immer bei mir.
Du hast mich begleitet.
Du hast mich in keiner Sekunde alleingelassen.
Du warst immer für mich.
Du hast mich immer geliebt, auch wenn ich es nicht gespürt habe.

Ich glaube, dass du, mein Schöpfer, bei mir warst.

In der Zeit des Erwachsenwerdens bis zum 25. Lebensjahr warst du immer bei mir.
Mein Schöpfer, du warst in jedem Moment für mich.

Ich glaube, dass du, mein Schöpfer, bei mir warst.

Auch in der Zeit bis heute warst du in allem bei mir.
Du warst immer für mich und du hast mich immer geliebt.

Ich glaube, dass du, mein Schöpfer, bei mir warst.

Mein Schöpfer, du bist auch jetzt in meiner ganz konkreten Situation bei mir. Du bist für mich und du gehst mit mir in jede Situation, die auf mich zukommt.

Ich glaube, dass du, mein Schöpfer, immer bei mir sein wirst.

Du liebst mich so wie ich bin.
Du liebst mich als diesen einmaligen, unverwechselbaren Menschen.

Ich danke dir.

Die Grundmeditation und ihre Erweiterungen auf der theologischen Ebene.

A. Grundmeditation durch die Lebensphasen auf der ***theologischen Ebene.***

B. Erweiterte Grundmeditation auf der ***theologischen Ebene*** jeweils mit einem der folgenden Gedanken:

1. *Ich glaube, dass du, mein Schöpfer, bei mir warst.*

2. *In deiner Gegenwart dürfen alle Wunden aus dieser Zeit heilen.*[116]

3. *In deiner Gegenwart dürfen alle Erinnerungen an diese Wunden heilen.*[117]

4. *In deiner Gegenwart dürfen alle Reaktionen auf die Wunden heilen.*[118]

5. *In deiner Gegenwart dürfen alle Traumata heilen.*[119]

6. *In deiner* ***Gegenwart dürfen sich alle Blockaden lösen.***[120]

7. *In deiner Gegenwart dürfen alle belastenden Folgen aus meinen Wunden und aus meinen Fehlentscheidungen heilen.*[121]

---

[116] Winter-Stein, aufgrund eines persönlichen Gespräches mit Horst Holzer, Wiebelskirchen 1990, sowie aufgrund der Vorlesungen von Frau Dr. Marinović
[117] Winter-Stein, aufgrund eines persönlichen Gespräches mit Horst Holzer, Wiebelskirchen 1990
[118] Winter-Stein, persönliche Erkenntnis aufgrund der Vorlesungen von Frau Dr. Marinović,
[119] ebenso
[120] ebenso
[121] Winter-Stein, aufgrund der eigenen Arbeit

4. Kapitel: Wir alle haben „Mangel“

Wiederholt wurde dargelegt, dass die Verbindung mit dem Schöpfer die Bedingung für die Heilung der Geistseele ist. Es geschieht Heilung, wenn die Verbindung mit ihm und zu ihm vollzogen wird. Das bedeutet, wir müssen uns immer wieder unserem Ursprung zuwenden, zu IHM zurückkehren.[122]

Was macht nun den Geist des Menschen aus?[123]

Merkmale des Geistes beim Menschen:

- Der Geist ist von Anfang an ganz da. Die Psyche entwickelt sich erst. Sie kann den geistigen Bereich nicht bearbeiten.
- Der Geist wird nicht älter und nicht größer.
- Er ist sofort im Moment der Zeugung ganz.
- Alles, was passiert, wird vom Geist aufgenommen. Es geht dann ins Unbewusste.
- Der Geist des Menschen ist in der Zeit von der Empfängnis bis zum 3. Lebensjahr ungeschützt. In dieser Zeit ist der Geist allem, was um ihn herum geschieht, ausgeliefert. Ab dem dritten Jahr entwickelt sich die Psyche so, dass sie einen gewissen Schutz bietet für Wunden, die auch den Geist berühren.
- Der Mensch kann im Geist in jede Zeit seines Lebens zurückkehren.

Der *menschliche Geist ist ganz* seit dem Augenblick der Empfängnis.[124] Er wächst nicht und wird nicht älter. Die Psyche reift. Sie ist noch nicht entwickelt. Sie kann sich nicht wehren. Jede Wahrnehmung der

---

[122] vgl. Prof. Dr. Ivančić Tomislav, Marienstatt, Februar 2007
[123] vgl. Dr. Marinović Marina, Fulda 2005
[124] vgl. Dr. Marinović Marina, Fulda 2005

Ablehnung wird vom Geist aufgenommen und im Unterbewussten des Kindes gespeichert. Es ist ihr wehrlos ausgeliefert. Erst im Alter von drei bis vier Jahren beginnt die Psyche, sich zu wehren und teilweise gegen Angriffe abzugrenzen. Die Psyche kann den Geist nicht bearbeiten.

Beispiel

Wenn man einem Kind, das in den Brutkasten musste, erklärt, dass seine Eltern das Beste wollten, als sie es weggegeben haben, kann die Wunde nicht heilen. Obwohl das Verhalten der Eltern in solch einer Situation ja gerade von Liebe bestimmt wird, nimmt der Geist des Kindes die Trennung wahr und kann deshalb verwundet werden.

Man kann dazu in Kapitel fünf die Ausführungen zu Traumata, Leiden und „Objektive Wunde" nachlesen. Der Geist des Säuglings nimmt die Trennung von den Eltern wahr. Später kann der psychische Bereich der Seele das verstehen, aber dadurch heilt die Wunde im geistigen Bereich der Seele nicht. In der Geistseele soll dieser „Mangel an Liebe" ausgeglichen werden. Dann geschieht die Heilung.

Es gibt viele Bereiche, in denen der Mensch Wunden erleiden kann. Eine Altenpflegerin formulierte einmal: „Jetzt verstehe ich die Schwierigkeiten der alten Menschen viel besser. Ein im Geist gesunder 80jähriger *fühlt* sich jung. Deshalb verstehen ältere Leute oft nicht, warum der Körper sich alt anfühlt, obwohl der Geist doch so jung ist."[125]

---

[125] Scheidhauer Marita, im persönlichen Gespräch, Wadern 2010

Kennzeichen geistiger Gesundheit: [126]

- Der Mensch erkennt, was das Richtige ist.
- Er ist frei, das Erkannte in die Tat umzusetzen.
-

Kennzeichen von Mangel an geistiger Gesundheit:

- Der Mensch nimmt das Falsche an und tut es.
- Er erkennt das Richtige, hat aber nicht die Kraft, es zu verwirklichen.

An diesen Aussagen sieht man, dass der Mangel alle Menschen betrifft. In der Anthropologischen Medizin und der Hagiotherapie geht es um die Heilung des *menschlichen Geistes.* Man kann sagen, es geht um Stärkung gesunder Lebenshaltungen wie Vertrauen, Hoffnung, Liebe und die Heilung der Strukturen, wenn in diesen Bereichen ein Mangel herrscht. Die Übungen sind das Erlernen oder die Stärkung von Lebensweisheiten, die im geistigen Bereich zur Heilung führen. Die Übungen sind ein Auffüllen der Bereiche, in denen Mangel vorhanden ist.

Die Meditationen sind Hilfen, Anregungen auf der geistigen Ebene. In ihnen begegnet der Mensch dem Schöpfer.

Auf der Ebene des Geistes ist es meist[127]

- still,
- besonnen,
- fast nüchtern.

Wir müssen keine großen Gefühle erleben. Der Geist ist trotzdem aktiv.

---

[126] vgl. Dr. Marinović Marina, Fulda 2005
[127] vgl. Dr. Marinović Marina, Fulda 2005

Was verursacht Mangel in der Geistseele?

Es gibt drei Gründe, warum der Mensch verwundet ist. Die Ursachen liegen im Bösen, in der Begierde und im Leid.

Böses verursacht Mangel in der Geistseele

Der Mensch ist Geschöpf. Sein Leben wurde ihm von einem anderen gegeben. Er hat die Freiheit, sich für oder gegen seinen Ursprung zu entscheiden. Dies geschieht zuerst in Gedanken, dann in Worten, danach in Taten. Der Schöpfer ist, wie wir gesehen haben, nur gut. Er ist die Fülle, er ist absolut. Entscheidet der Mensch sich gegen den Schöpfer, wählt er den Mangel. Dieser Mangel äußert sich als das nicht Gute, als das Böse. Im geistigen Leben zeigt sich dann eine gewisse Ohnmacht, ein Schmerz. Schmerz, der andauert, wird zu Leid. Wie ein Parasit haftet das Böse auf der Existenz des Menschen. Die Entscheidung für den Mangel schwächt ihn und macht ihn neu angreifbar für das Böse. Das Wesen des Bösen ist es, das Gute zu zerstören. Immer wieder entscheidet der Mensch sich für das Negative, für den Mangel. Indem er das „Urwissen", die Erinnerung an das Geschehen der Weltgeschichte in sich trägt, trägt er auch die Verwundungen der Menschheit in sich. Der Mensch ist existenziell verwundet, also in den Grundeigenschaften des Seins, in der Wahrheit, in der Schönheit, im Guten und in der Einheit. Dies erfordert eine neue, aktive Entscheidung für diese Grundeigenschaften des Seins.

Sehr wichtig ist zu beachten, dass Menschen aus ihren Wunden heraus handeln. Die Verwundungen aus der Weltgeschichte zusammen mit den Wunden aus der eigenen Lebensgeschichte veranlassen den Einzelnen, sich gegen die Grundeigenschaften des Seins zu entscheiden und so den Mangel zu vergrößern. Die Handlungen geschehen oft unbewusst als Reaktion auf eine Situation.

Aufgabe der Anthropologischen Medizin und Hagiotherapie ist es, alle Wunden der Geistseele zur Heilung zu führen, vor allem jene, die aus Mangel an Liebe entstanden sind. Die meisten Probleme resultieren aus tief erlebtem Schmerz, der zu Leid geworden ist. Wird dieses Leid in der Tiefe geheilt, verschwinden in der Regel auch die Probleme.[128]

Ein Beispiel, das Professor Ivančić manchmal erzählt: Eine Frau meinte, sie sei besessen. Sie war bei vielen Priestern, hatte alles Mögliche unternommen. Eines Tages kam sie auf ihrer Suche nach Hilfe zu Professor Ivančić. Er stellte dieser Frau einige kurze Fragen. Es zeigte sich, dass sie unversöhnt mit der Familie war. Man hatte ihr viel Unrecht angetan. Nachdem Professor Ivančić ihr die bedingungslose Liebe des Schöpfers zugesprochen hatte, bat er die Frau wiederholt: „Verzeihen Sie Ihrer Familie oder versuchen Sie wenigstens zu verzeihen." Es war ein schwieriger Weg, aber eines Tages gelang der Frau dieser Schritt – und die Verhaltensweisen, die sogar auf Besessenheit hingewiesen hatten, verschwanden.

Heilung in der Geistseele geschah nach zwei inneren Schritten:
Die Frau nahm immer wieder und über längere Zeit die Liebe des Schöpfers in sich auf.
Gefüllt mit der Liebe des Schöpfers, wurde sie fähig zu verzeihen.

Erwähnen möchte ich dennoch, dass es solche Probleme, die wie Besessenheit wirken, wirklich gibt. Jörg Müller, der Psychologe, der sich mit 39 Jahren zum Priester weihen ließ, hat zu diesem Thema viel geforscht und erklärt, dass es Unterschiede gibt.[129]

In der Anthropologischen Medizin und der Hagiotherapie gilt immer die Aussage: „Wir handeln aus unseren Wunden." Professor Ivančić besteht seit Jahren ausdrücklich auf diesem Grundsatz.

In Kapitel fünf wird dargelegt, wie vielschichtig die Geistseele des Menschen ist, wie vielfältig die Verwundungen sind. Es braucht ein genaues Hinsehen, um diese Wunden zu erkennen. Dann können sie auch zur Heilung geführt werden.

---

[128] vgl. Dr. Marinović Marina, Fulda 2005,
Sie hat mehrere Tausend Personen in Kroatien betreut.
[129] Müller Jörg, Verwünscht, verhext, verrückt oder was? Gibt es dämonisch bestimmte Störungen? Was sagen Psychologie und Theologie dazu?, Betulius-Verlag 2001

Wenn die geistigen Wunden geheilt sind und insoweit sie geheilt sind, können wir als gesunde und freie Menschen leben. Dann können wir auch den Schöpfer in unseren Tiefen wahrnehmen.

Begierde verursacht Mangel in der Geistseele

„Das Begehren bindet den Menschen an Reichtum, Hochmut, Genuss. Dadurch verliert er seine Freiheit. Statt auf sein Gewissen zu hören, verstrickt sich der Mensch in Leidenschaften, Triebe, Lügen, Böses, Schuld und intellektuelle Verirrung.“ [130]

Wenn wir Begierden nachgeben, finden wir uns auf der psychophysischen Ebene wieder. Es macht keinen Sinn, gegen die Begierde zu kämpfen. Der Mensch kann das Gegenteil tun, die „Löcher im Käse“ füllen. Bei Habsucht kann er verzichten üben und schenken, bei Ungerechtigkeit das Rechte gewähren, ...

Heilung aufgrund von Veränderung des Verhaltens braucht Training.

Leid verursacht Mangel in der Geistseele

„... *Verletzungen* sind vielfältig in unserem Leben und unserer Welt. Ablehnung, Kritik, Untreue, Verrat, und Misserfolge können den Menschen tief verletzen. Die Folge sind Selbstwertverlust, Einsamkeit, Bedrängnis, schwere innere Not,...“[131]

Leid kann sein

- Süchte anderer, denen wir zusehen müssen,
- Vergleiche mit anderen, denen es besser geht,
- sich ungeliebt oder vernachlässigt fühlen, ...[132]

Ein Kind erwartet, wie jeder Mensch, geliebt zu werden. Das will es spüren. Die Erfüllung dieser Erwartung bleibt teilweise aus. Das Leiden beginnt.

---

[130] Pecher Erika, Diplomarbeit, „Im Anfang war das Wort der Liebe.” S. 12
[131] Pecher Erika, Diplomarbeit, „Im Anfang war das Wort der Liebe.” S. 12
[132] vgl. Dr. Marinović Marina, Fulda 2005

Wir unterscheiden objektiven und subjektiven Mangel an Liebe

Objektiver Mangel: Eltern lassen ihr Kind tatsächlich allein (Heim, Adoption usw.). Es geht hier nicht um Schuld der Eltern, sondern hier geht es um das *Erleben* des Kindes in seiner Geistseele.

Subjektiver Mangel: Eltern müssen ihr Kind in den Brutkasten geben. Das Kind deutet das so: *Meine Eltern haben mich verlassen.* Ein solcher Mangel bedeutet für das Kind, dass Vertrauen verloren geht – auch für später.[133] Auch hier geht es um das *Erleben* des Kindes in seiner Geistseele.

Durch Mangel an Liebe können sogenannte *falsche Schuldgefühle* entstehen. Diese Menschen verteidigen und rechtfertigen sich immer, da sie sich fast immer schuldig *fühlen*.

Wenn zum Beispiel eine Mutter während der Schwangerschaft wochen- oder monatelang still liegen musste, so *meint* das Kind, es sei schuld am Problem. Auch wenn die Mutter einen Unfall miterlebt und einen Schock bekommt, kann es so sein. Allgemein sagen ältere Leute dann: „Du musst aufpassen, das tut dem Kind nicht gut." Früher habe ich mich immer gefragt, *wie* man da aufpassen sollte und kann. Niemand konnte mir das erklären. Jetzt weiß ich, dass ich auf der Ebene der Geistseele mit dem Kind kommunizieren könnte, es beruhigen könnte und ihm die Sicherheit zusprechen könnte:

„Du bist nicht allein. Du bist sicher und geborgen. Ich bin bei dir – und der, der dich schuf, ist bei dir und lässt dich nie allein."

---

[133] Prof. Dr. Ivančić Tomislav, Diagnose der Seele, S. 104 –107

Bei falschen Schuldgefühlen zeigen sich

- Ängste,
- Mangel an Vertrauen,
- sich rechtfertigen müssen,
- Selbstvernichtungsneigungen.

Selbstvernichtungsneigungen sind erkennbar

- wenn jemand versucht, sich das Leben zu nehmen, auch in versteckten Formen: Drogen, Alkohol, betrunken Auto fahren,...
- im Ausüben gefährlicher Sportarten, *um* sich zu verletzen oder das Leben zu nehmen. Man muss unterscheiden, ob es sich um Selbstvernichtungsneigungen handelt oder ob es einfach um den Adrenalinkick geht.
- dadurch, dass man die Gesellschaft zwingen will, einen zu bestrafen.
- wenn Menschen in Stresssituationen beiläufig erwähnen: Dann kann ich mich sofort umbringen,...

Falsche Schuldgefühle führen oft zu Neurosen. Diese entstehen zwischen dem zweiten und fünften Lebensjahr.[134]

Selbstvernichtungsneigungen sind immer ein Schrei nach Hilfe.

Leiden entstehen auch dort, wo man niemanden beschuldigen kann.

Die folgenden Beispiele zeigen auf, wie Mangel in der Geistseele entstehen kann. Dabei ist zu beobachten, dass die Ursachen des Mangels vielschichtig sein können und dass die Heilung in der Geistseele sich immer schrittweise vollzieht.

---

[134] vgl. Dr. Marinović Marina, Fulda 2005

Beispiel: Künstliche Befruchtung

Die Frage, warum unfruchtbare Paare kein Kind bekommen, ist für sie oft schwer auszuhalten. Deshalb entscheiden sich manche für die künstliche Befruchtung, bei der mehrere Ei- und Samenzellen im Reagenzglas zueinander geführt werden. Eine oder mehrere dieser befruchteten Zellen werden dann der Mutter eingepflanzt.

In Zagreb gab es eine Podiumsdiskussion über künstliche Befruchtung. Teilnehmer waren Herr Dr. Bail, Kinder- und Jugendpsychologe, ein Frauenarzt, ein Kinderarzt und Frau Dr. med. Marinović.

Psychologen stellen fest, welche Symptome sich bei Menschen finden, die durch künstliche Befruchtung entstanden sind. Sie sagen, dass die Kinder folgende *Überlebenssymptome* zeigen:

- Machtgefühle: „Wir haben alle anderen besiegt".
  Dieses Verhalten wird schon bei drei- bis vierjährigen Kindern sichtbar.
- Schuldgefühle: „Ich lebe, meine Geschwister nicht."
  Latent, also im Hintergrund, sind bei jedem so gezeugten Kind Schuldgefühle vorhanden.

Auffallend ist auch, dass Eltern oft ohnmächtig sind, mit den Kindern umzugehen und dass vielen aus künstlicher Befruchtung entstandenen Kindern Medikamente verabreicht werden. Es geht aber um einen geistigen Mangel und nicht um einen psychischen.

Frau Dr. Marinović, Psychologin und Dr. der Medizin, referierte zum Thema aus geistiger Sicht.[135]

Bei der künstlichen Befruchtung fehlt die Möglichkeit, dass die Eltern sich im Augenblick der Zeugung liebevoll begegnen. Der geistige Bereich des so entstehenden neuen Lebens nimmt von Anfang an alles wahr. Die Geistseele erlebt in diesem Augenblick einen Mangel an Liebe der Eltern.

---

[135] vgl. Dr. Marinović Marina, Fulda 2005

Dieser Mangel an Liebe führt

- zu einem Mangel an Vertrauen.
- dazu, dass der Mensch manipulierbar wird.
- zur Entwicklung von Ängsten.
- in der Pubertät zu Aggression und Depression.
- zu Schuldgefühlen, die wiederum zu Neurosen bis hin zu Selbstmordgedanken führen können.

Selbstmordgedanken können stets vorhanden sein, ohne schon in Erscheinung zu treten. Sie können aber auch plötzlich hervortreten, wenn es zu Stresssituationen kommt.

In der Anthropologischen Medizin und Hagiotherapie wird dieser Mangel an Liebe aufgefüllt durch Zusagen wie:

„Der, der dich schuf, hat dich gewollt. Er hat dich so sehr gewünscht, dass du jetzt lebst. Deine Eltern haben sich nach einem Kind gesehnt. Sie haben sich nach *dir* gesehnt. Deine Eltern liebten dich auch in dieser Zeit! Die Tiefen deiner Eltern lieben dich in jeder Zeit deines Lebens. In deinen Tiefen ist auch Liebe für deine Eltern…“

In der Sendung „Das heilende Bewusstsein“ Anfang Juni 2007 zitiert der Sender Phönix:

„Ihr dürft in der Medizin nicht den Körper und die Seele voneinander trennen.“[136]

---

[136] Fernsehsender Phönix, „Das heilende Bewusstsein“, Juni 2007
Nachzulesen auch bei: T. Ivančić, Diagnose der Seele, S. 123-126

Beispiel: Migräne [137]

Im Zentrum in Zagreb wurde eine Studie über Migränekopfschmerzen erstellt.

Die Bedingungen waren Folgende:

- hohe Lichtempfindlichkeit,
- mindestens zweimal die Woche schwere Attacken,
- Dauer - länger als 20 Jahre.

Bei 50 von 100 vorgestellten Personen waren die Bedingungen erfüllt. Ein Fragebogen ergab, dass bei 20 von diesen 50 Personen Hass die hintergründige Ursache ihrer Migränekopfschmerzen war. Auf der Basis der Anthropologischen Medizin und Hagiotherapie wurde diesen Personen, ihrer Situation entsprechend, die bedingungslose Liebe des Schöpfers zugesprochen. In behutsamer Weise wurde ihnen geholfen, den anderen zu verzeihen. Bei diesen Patienten trat die Migräne nicht mehr auf.

Die Studie belegt, dass Mangel in der Geistseele (Hass) sich im körperlichen Bereich (Migräne) auswirken kann. Sie zeigt, dass Symptome verschwinden können, nachdem der geistige Bereich Heilung gefunden hat.
Sie zeigt gleichzeitig, dass weder die Medizin noch die Anthropologische Medizin und Hagiotherapie alle Probleme lösen können. Es bleibt die Frage, wie und ob den anderen 30 Migränepatienten geholfen werden kann.

<u>Exkurs</u> zu Migräne

Eine medizinische Studie besagt, dass bei manchen Migränepatienten ein Loch im Herzen entdeckt wurde. Wurde dieses Loch operativ geschlossen, besserte sich die Migräne bei 80 % dieser Patienten deutlich. Bei einigen war sie sogar ganz geheilt.[138]

---

[137] vgl. Dr. Marinović Marina, Fulda, IV. Schulung, 02.-04.09.2005
[138] vgl. Fernsehsender RTL, “Punkt 12”, 21.06.2007

Beispiel: Alkoholproblem

Ein Jugendlicher begann sehr früh zu trinken und verlor dadurch als junger Erwachsener seine Arbeitsstelle. Diese Perspektivlosigkeit in seinem Leben führte zu neuem Alkoholkonsum.
Seine Familiengeschichte zeigte, dass er als Säugling adoptiert wurde. Die leibliche Mutter war nicht bereit anzuerkennen, dass sie diesen Sohn hat und der leibliche Vater weiß nicht einmal, dass es diesen Sohn gibt. In der Adoptivfamilie wurde ihm alle erdenkliche Liebe und Zuwendung geschenkt. Dennoch erlebte seine Geistseele das Verhalten der leiblichen Eltern als tiefen Mangel an Liebe.

Durch die erfahrene innere Ablehnung wurde auch das Vertrauen des Kindes erschüttert. Um ihrem Adoptivsohn in der Geistseele zu helfen, sprach die Adoptivmutter dem jungen Mann im Geist die Liebe des Schöpfers zu: „Der Schöpfer liebt dich. Du bist einmalig. In dieser Einmaligkeit bist du kostbar…“

Die in der Liebe tief verletzte Geistseele des jungen Mannes begann langsam zu heilen. Er fand nach längerer Zeit Arbeit und trank nicht mehr, wenn er zum Dienst musste. So konnte er wieder seinen Verpflichtungen nachkommen und ein sinnvolles Leben führen.

Mit den Mitteln der Anthropologischen Medizin und der Hagiotherapie wurde zunächst der Mangel an Liebe in der Geistseele ausgefüllt. Dann wurde das Vertrauen gestärkt. Es folgten Schritte der Vergebung und die immer wieder neue und bewusste Verbindung mit dem Schöpfer, der Liebe ist.

Überlegung:

Um weitere Heilung zu erreichen, sollten einige Gesichtspunkte nicht außer Acht gelassen werden.

1. Der leibliche Vater weiß nicht einmal, dass er einen Sohn hat. Dies bedeutet für den Jungen in der Geistseele eine Entwurzelung. Hier könnte eventuell die Kenntnis davon, dass der *eigentliche* Vater, die *eigentliche* Mutter des Menschen der Schöpfer ist, der *jeden*

gewollt hat und am Leben erhält, hilfreich sein; weiter auch das bewusste Verwurzeln im Schöpfer.

2. Die Weigerung der leiblichen Mutter, den Vater zu nennen, bedeutet vor allem, dass sie selbst eine tiefe Wunde hat. Auch ohne den Namen des Vaters zu nennen, könnten ihre Wunden zur Heilung geführt werden.
   Wenn dies gelingen würde, hätte es wahrscheinlich Auswirkung auf die Gesamtsituation, für sie selbst und für den Sohn und sein Leben.

Wer kann Hilfe in der Geistseele erfahren? [139]

Hilfe in der Geistseele erfahren können

- Menschen, die ein geistiges Leiden haben.
- Menschen, die eine falsche Einstellung zum Leben haben.
- abhängige Menschen.
- Menschen, die ihren Lebenssinn entdecken möchten.
- Menschen, bei denen sich der Mangel in der Geistseele als Symptom im Körper oder in der Psyche zeigt. Mit Mitteln der somatischen und psychiatrischen Medizin gab es für sie keine Hilfe.

Hoffnungslose Fälle gibt es nicht

Auf der Ebene der Geistseele gibt es keine „hoffnungslosen Fälle“. Der Mensch kann auf der Ebene der Geistseele immer Heilung erfahren. Wir erinnern uns: Der Geist des Menschen ist *immer* im *Jetzt.* Der Geist des Menschen ist *immer* ansprechbar (auch im Schlaf…). Jeder Mensch hat einen gesunden geistigen Kern, den man ansprechen kann. Von ihm aus kann die Heilung ausgehen.

---

[139] vgl. Dr. Marinović Marina, Fulda 2005

Vier Schritte zur Heilung, die jeder Mensch gehen kann

Folgende vier Meditationen nannte Professor Ivančić einmal „universelle Arznei für die Geistseele".[140] Das bedeutet: *Jeder* Mensch kann diese Schritte gehen.

Zur Vorbereitung jeder Meditation lade ich Sie ein, folgende Schritte zu gehen:

1. Machen Sie es sich bequem, so dass Sie eine Zeit lang gelassen so sitzen können.
2. Nehmen Sie sich Zeit, sich zu sammeln.
3. Werden Sie sich Ihrer selbst bewusst.
4. Sie haben auch geistige Augen. Schauen Sie sich in der Klarheit Ihres Geistes.

Nun schauen Sie mit den Augen des Geistes, wie der Schöpfer Sie im Moment der Empfängnis schafft. Sehen Sie, wie er Sie gewünscht hat. Er will, dass Sie leben. Er hat Sehnsucht nach Ihnen.

Sagen Sie sich selbst – ganz einfach – ruhig – langsam – liebevoll:

„Ich bin ein gewolltes Kind, ein gewollter Mensch. Mein Schöpfer wollte mich. Er liebt mich. Er hat Sehnsucht nach mir. Er hat mich in die Welt geschickt."

---

[140] vgl. Prof. Dr. Ivančić Tomislav, Wigratzbad 2008, CD 05 / S.1

1. Universelle Arznei – „Fallschirm“

Mein Schöpfer hat mich in die Welt geschickt.
Ich bin von oben gekommen.
Jemand muss mich geschaffen haben.
Meine Eltern wussten nicht, dass ich zur Welt komme,
dass ich zu ihnen komme.
Ich war ihnen unbekannt.
Sie wussten nur: Ein Mensch kommt zu uns.

Schauen Sie sich, als ob Sie jetzt wie mit einem Fallschirm vom Himmel herunterfallen. Sie kommen zu den Menschen und sagen:

Ich bin auch dabei.
Ich habe auch das Recht, auf der Erde zu leben.
Mein Schöpfer hat mich geschickt.
Hinter mir steht mein Schöpfer.
Diese Erde gehört meinem Schöpfer.

2. Universelle Arznei – „Deine Tiefe liebt mich“

In dieser Meditation geht es um die Versöhnung mit einem Menschen, der Sie besonders verletzt hat. Das kann auch ein Verstorbener sein. Gerne können Sie diese Meditation so lange wiederholen, bis innere Ruhe eingekehrt ist.

In Ihren Tiefen ist die Liebe des Schöpfers für Sie und für jeden Menschen. In den Tiefen der anderen Menschen ist auch die Liebe des Schöpfers für jeden Menschen und damit auch für Sie. Kein Mensch ist ohne den Schöpfer. Der Schöpfer liebt Sie und er liebt jeden Menschen. In der Tiefe jedes Menschen gibt es das Gute, weil der Schöpfer gut ist. Mit Ihrem Geist, der frei ist von Raum und Zeit, können Sie diese Tiefe bei anderen Menschen berühren. In dieser Tiefe können Sie sich mit ihnen versöhnen.

Gehen Sie im Geist zu dem Menschen, mit dem Sie ins Reine kommen möchten und sagen Sie ihm im Geist:

Deine Tiefe liebt mich.
Ich weiß, dass deine Tiefe mich liebt.
Auch meine Tiefe liebt dich.
Ich will dir vergeben.
Ich will Frieden mit dir haben.
Ich will gesund werden.

Ich schließe jetzt einen Vertrag mit der Tiefe deiner Seele.
Ich weiß, wir lieben uns.
Ich weiß, deine Tiefe liebt mich.

Ich weiß, deine Tiefe liebt mich.
Ich vergebe dir.
Ich verstehe, dass du auch Mensch bist.
Ich will, dass wir wieder in Liebe leben.
Ich vergebe dir.
Ich werde nicht über dich urteilen.

3. Universelle Arznei – „Bitte verzeihe mir"

In dieser Meditation geht es um die Verletzungen, die Sie anderen zugefügt haben.
Gehen Sie im Geist zu jemandem, den Sie besonders verletzt haben.
Schauen Sie ihm im Geist in die Augen und sagen Sie:

Es tut mir leid!
Bitte, verzeihe mir!

Wiederholen Sie diese Meditation bis Sie in Ihrem Geist Frieden haben.

4. Universelle Arznei – „Schön, dass es dich gibt"

Manchmal möchten wir Menschen helfen, die auf einem falschen Weg gehen. Nach den Gesetzen des Geistes verlangt dies, dass wir uns selbst ändern, unser negatives Denken diesem Menschen gegenüber, unser negatives Urteilen, …

Diese Erkenntnisse beeindruckten Professor Ivančić sehr. Er sagt: „Für mich war das eine große Entdeckung. Ich wollte es kaum glauben. Danach habe ich allen Menschen davon erzählt."[141]

Wenn du jemanden ändern willst, dann ändere dich selbst. Dies ist der Weg auf der Ebene der Geistseele.

Wie machen wir das?

Gehen Sie im Geist zu diesem Menschen. Schauen Sie im Geist in seine Augen und sagen Sie ihm:

Ich will dir vergeben.
Hab keine Angst.
Ich verzeihe dir von Herzen.
Ich werde dich nicht verurteilen.
Ich verzeihe dir.
Bitte, vergib mir!
Bitte, vergib du auch mir!
Verzeih mir, dass ich dich – bewusst oder unbewusst – verletzt habe.
Vergib mir!
Deine Tiefen lieben mich.
Auch meine Tiefen lieben dich.
Von jetzt an werde ich dich lieben und schätzen.
Es ist schön, dass es dich gibt!

---

[141] Prof. Dr. Ivančić Tomislav, Wigratzbad 2008, CD 05 / S. 3

Vergebung heilt Zellen im Gehirn

Um in der Tiefe der Geistseele zum Guten zu gelangen, gibt es den Weg der Vergebung. Immer wieder erlebt jeder Mensch das Negative und nun ist es seine Entscheidung, dieses festzuhalten oder sich durch die Vergebung davon zu befreien. Je tiefer die Verletzung ist, desto schwieriger ist der Weg der Vergebung. Hierbei handelt es sich um einen Prozess.

Vergebung geschieht in vier Schritten

1. Ich vergebe dir. Alle Menschen haben ihre Grenzen.
   Aber deine Tiefe liebt mich.
2. Vergib du mir, dass ich negativ über dich gedacht habe, dass ich dir innerlich Vorwürfe gemacht habe.
   Auch meine Tiefe liebt dich.
3. Danke, dass es dich gibt. Ich entscheide mich, gut von dir zu denken und das Gute zu sehen.
4. Mein Schöpfer liebt uns beide. Ich glaube, dass es gut wird.

Sind die Verletzungen zu tief, kann ich den Weg der Vergebung über den Schöpfer wählen. Ich möchte vergeben, merke aber, dass es noch nicht geht, weil die Wunde zu sehr schmerzt. Der Schöpfer aber liebt mich und er liebt den anderen Menschen. Er möchte für uns beide das Gute, Heile. Dem stimme ich innerlich zu:

Mein Schöpfer liebt mich.

Er liebt auch den anderen Menschen.
Er liebt mich als begrenzten Menschen.
Mein Schöpfer liebt auch den anderen als begrenzten Menschen.
Er umfängt uns beide mit seiner Liebe.

Indem ich mich so für positive Gedanken und Worte entscheide, baue ich zerstörte Zellen im Gehirn wieder auf. Allmählich heilt die Erinnerung an das erfahrene Unrecht und ich werde innerlich frei.

5. Kapitel: Der Weg der Anthropologischen Medizin und der Hagiotherapie in der Praxis

An den Anfang möchte ich eine Geschichte von Mahatma Gandhi stellen.

Eine Mutter brachte ihren 5jährigen Sohn zu Gandhi und bat: „Herr Gandhi, bitte sagen sie meinem Sohn, er soll keinen Kuchen mehr essen.“
Gandhi sagte: „Bitte kommen sie in 3 Tagen wieder.“
Die Frau ging mit dem Sohn weg und kam nach drei Tagen zurück.
Gandhi sagte zu dem Jungen: „Iss keinen Kuchen mehr!“
Da fragte die Mutter: „War das jetzt alles? Warum konnten Sie ihm das nicht vor drei Tagen sagen? Warum musste ich heute wiederkommen?“
Gandhis Antwort lautete: „Vor drei Tagen hatte ich selbst Kuchen gegessen.“[142]

Diese Begebenheit zeigt ein Prinzip, das auch zur Heilung der Geistseele wesentlich ist.
Nur was ich zuerst bei mir angewendet habe, kann mich und dann die anderen ändern.

Gandhi veränderte zunächst sein eigenes Verhalten, um dem Jungen und seiner Mutter helfen zu können. Nachdem er selbst einige Tage auf Kuchen verzichtet hatte, konnte er dem Jungen überzeugend sagen: „Iss keinen Kuchen mehr!“
Wenn Sie sich also Zeit für die Heilung Ihrer Geistseele nehmen, geschieht Veränderung in Ihnen und auf Dauer auch in Ihrem Lebensumfeld.

---

[142] vgl. Prof. Dr. Ivančić Tomislav, I. Internationales Studium der Hagiotherapie; 1. Vortrag, Zagreb 2009

Ursache und Wirkung

Anfang der 90iger Jahre entdeckte Professor Ivančić zu verschiedenen Strukturen und Organen der Geistseele konkrete Möglichkeiten zu ihrer Heilung. Er stellte fest, dass es im geistigen Bereich bestimmte Mechanismen gibt, eine sich wiederholende Gesetzmäßigkeit, die hilft, den Mangel in der Geistseele auszugleichen.

Dabei beobachtete er, dass sich in der Geistseele zumindest anfanghaft schon Heilung ereignet, wenn der Mensch sich vom Negativen weg auf das Gute, Wahre, Einheit Schaffende und Schöne ausrichtet.[143]
Die moderne Gehirnforschung bestätigt diese Erkenntnis. Sie sagt zum Beispiel, dass jedes positive Wort Gehirnzellen aufbaut, jedes negative Zellen im Gehirn zerstört.

Professor Ivančić schreibt:
„Der Intellekt des Menschen sucht nach der Wahrheit. Wenn jemand aber lügt, entsteht ein Konflikt in seinem Intellekt. Kehrt er zur Ehrlichkeit zurück, dann wird sein Geist gesund, er spürt in seiner Tiefe Freude und findet zum Sinn seines Lebens."[144]
„Sobald sich jemand vom Bösen ab- und dem Guten zukehrt, vom Hass zur Liebe, von Rachsucht zur Vergebung, von der Dunkelheit zum Licht geht, wird er in seinem Geist schon gesünder."[145]
Entscheidet der Mensch sich für die Humanität, kommt es zur Umkehr und er verspürt Freude, Zufriedenheit, Frieden und Sinn im Leben.[146]

In seinen Forschungen stellt Professor Ivančić also fest, dass die Abkehr vom Negativen und Zerstörerischen den Menschen zum Guten und damit zur Belebung führt.
Indem der Mensch sich dem Guten zuwendet, verbindet er sich mit seinem Schöpfer, der der ganz Gute ist.

---

[143] vgl. Prof. Dr. Ivančić Tomislav, Therapie des Geistes, 2. Auflage, Salzburg 2007, Seite 126
[144] Prof. Dr. Ivančić Tomislav, Therapie des Geistes, 2. Auflage, Salzburg 2007, S. 127
[145] ebd. Seite 126
[146] vgl. ebd. Seite 126

Diese Rückbindung an den Schöpfer ist gleichzeitig der Weg zurück zu den Gesetzen der Natur, die zum tiefsten Wesen eines jeden Menschen gehören.

Mit Hilfe dieser *Naturgesetzlichkeit des Geistes* will Professor Ivančić den Menschen helfen. Er erforschte immer mehr Organe und Strukturen der Geistseele in ihrem Mangel und fand Wege zu ihrer Heilung.

Es geht konkret um Ursache und Wirkung.

Im Folgenden wird der Weg zur Heilung auf jedes Organ und jede Struktur hin näher beschrieben.
Dies ermöglicht es, den eigenen Mangel zu erkennen und sich für Schritte zur Behebung dieses Mangels zu *entscheiden*.
In der Anthropologischen Medizin und der Hagiotherapie findet kein „Durchleuchten" der Vergangenheit statt. Es genügt, das Problem zu „benennen". Schwerpunkt ist nie der Blick in die Wunde, sondern die Vision der Gesundheit.

Der Dreierschritt in der Hagiotherapie

In der seit 2008 entwickelten neuen Form der Arbeit zur Heilung der Geistseele gibt es einen Dreierschritt:[147]

1. **Nachdenken – kognitive Ebene (Ebene des Verstandes)**
2. **Aussprechen – axiologische Ebene (Ebene der Entscheidung)**
3. **Sich öffnen – etwas bewusst, aktiv in mir geschehen lassen (Ebene des aktiven Zulassens)**

Genau diese Schritte gehen wir in jeder Meditation.

---

[147] vgl. Vrdoljak Silva, Crnèk Lela, Prof. Dr. Ivančić Tomislav, II. Internationales Studium zur Hagiotherapie, Zagreb 2010

Lesen Sie immer zuerst einige *Gedanken* zur jeweiligen Struktur.
Dann sind Sie eingeladen, nach einer Entscheidung, laut oder still ein *Wort*, einen Satz zu *sprechen*.
Nun werden Sie still und lassen *zu*, dass ein Wort in Ihnen *Wirklichkeit werden* kann, dass es sich in der Seele *entfalten kann*.

Sie können immer wieder Pausen einlegen und sich Zeit lassen, damit eine Struktur heilen kann. Es ist durchaus normal, dass man an einer Struktur hängenbleibt – manchmal für Tage oder Wochen. Hierbei ist es wichtig, nicht auf die psychophysische Ebene zu fallen. Grübeln sollte man nie zulassen, nachdenken schon. Nehmen Sie einfach wahr, was ist, und überlassen Sie sich den Schritten der Heilung in einer kurzen Stille. Dann kann man wieder zum Alltag übergehen. Diese Vorgehensweise kann man ab und zu wiederholen. Wenn Sie etwas besonders beschäftigt, haben Sie wahrscheinlich genau in diesem Bereich eine Wunde. Sie sind eingeladen, sich auf den Weg der Genesung einzulassen. Sobald ein gewisser Grad der Heilung erreicht ist, werden Sie wieder offen sein für andere Schritte.
Die Kernprobleme sind bei jedem Menschen anders ausgeprägt. Er muss selbst sehen, was ihn besonders berührt, sich dann darum kümmern und damit rechnen, dass er sich auch zu späteren Zeiten wieder einmal darum kümmern muss. Dies kann der Fall sein, wenn aus der Wunde eine Narbe geworden ist, die aber ab und zu noch schmerzt. Hilfreich kann folgender Gedanke sein: „Ich habe Wunden, um deren Heilung ich mich kümmern will. Wenn die Wunden sich wieder melden, kümmere ich mich noch einmal darum. Ansonsten gehe ich besonnen meinen Weg weiter."
Möglicherweise ist es nicht die Wunde selbst, die schmerzt, sondern die Erinnerung an die Wunde. Diese Erinnerung spielt sich im Gehirn ab. Bei Reaktionen, die andere Menschen oder man selbst seltsam oder unnötig findet, kann es sich um eingeschliffene Reaktionen aufgrund von Wunden handeln.
Die *Wunden*, die *Erinnerungen* und die *Reaktionen* können heilen.

Dazu kann man meditieren: „In der Gegenwart meines Schöpfers darf meine Wunde und die Erinnerung an die Wunde heilen. Auch die Reaktion auf die Wunde darf heilen.“

Denken Sie immer daran, nicht in die Wunde zu sehen, sondern dahin, wie sie *geheilt* wird! Nach einiger Zeit kehrt Friede, Beständigkeit und Ruhe ein. – Die Seele braucht Zeit. –
Schauen Sie auf das, was für *Sie persönlich heute* wichtig ist. So bleiben Sie frei für das Gute, das heute an Ihnen geschehen kann.

Im Folgenden finden Sie eine Darlegung der Strukturen / Organe im Wechsel von Theorie und Praxis. Zuerst kommen immer theoretische Aussagen, dann folgen Schritte, wie man sie mit „Gedanke, Wort und Tat“ in der Praxis gehen kann.

In den Meditationen geht es immer um den gleichen Prozess:

Gedanke – Wort – Tat.[148]

1. Gedanke

Der *Gedanke*, das Nachdenken, ist immer für *den Verstand,* denn der Verstand braucht Argumente. Der Mensch will die Zusammenhänge verstehen. Hier wird die Struktur in kürzester Form erläutert und bedacht.

---

[148] Alle Aussagen sind zusammengestellt aus den Arbeiten von Prof. Dr. T. Ivančić, sowie aus den praktischen Übungen von Frau S. Vrdoljak und Frau L. Crèk. Sie waren die Hauptgrundlage zur Entwicklung des Theorie-und Praxisteils dieses Kapitels:
- vom II. - IV. Internationalen Studium zur Hagiotherapie; Zagreb 2010-2013
- von dem Evangelisationsseminar, Zagreb, August 2009
- von dem Wochenendseminar von Silva und Ivo Vrdoljak in Wigratzbad 2010
- von dem Buch „Diagnose der Seele und Hagiotherapie“ von Prof. Dr. T. Ivančić, vor allem S. 236 – 400
- aus den Fortbildungen von Frau Dr. Marinović, Marina, Fulda 2004 - 2006

2. Wort

Das *Wort* will *ausgesprochen* sein. Sie sind eingeladen, es laut oder still in Ihrem Herzen auszusprechen, damit es dann zur Wirklichkeit werden kann. Dies erfordert immer die eigene, persönliche *Entscheidung.*

3. Tat

Bei der *Tat* handelt es sich nicht um ein aktives Tun, es handelt sich auch nicht um passives Verhalten. Es geht um ein sich Öffnen, um ein *aktives Zulassen* in der Stille Ihres Herzens. In Ihrem Herzen, in Ihrem Verstand, in Ihrer Seele wollen Sie, dass dieses Wort, dieser Gedanke Raum gewinnt und so zu einer Wirklichkeit wird, die Sie verändert und heilt.

Am Beginn dieses großen Praxisteils lade ich Sie, ein zunächst auf die Ebene des Geistes zu gehen und in Ihrem Herzen diese ***Grundsatzentscheidungen*** zu treffen:

- Ich entscheide mich für die Grundeigenschaften des Seins.
- Ich entscheide mich für das Gute.
- Ich entscheide mich für die Wahrheit.
- Ich entscheide mich für die Schönheit.
- Ich entscheide mich für die Einheit mit dem Schöpfer.
- Ich entscheide mich für die Einheit in und mit seiner Schöpfung.

Sammeln Sie sich immer wieder neu für diese Übung.

Organe und Strukturen der Geistseele in Gedanke – Wort – Tat

Sammlung

Theorie

Manchen Menschen fällt es schwer, sich zu sammeln, weil sie hier einen Mangel, eine Wunde haben, die zuerst geheilt werden sollte, damit sie sich wieder sammeln können. Deshalb steht diese Struktur am Anfang.

Sammlung bedeutet

- sich seiner selbst bewusst zu werden.
- sich seiner Freiheit bewusst zu werden.
- sich seiner Verbindung mit dem Schöpfer bewusst zu werden.

Praxis

Gedanke

Ich werde mir meiner selbst bewusst.
Ich *bin*. – *Wer* bin ich?
Ich steige bewusst auf die Ebene des Geistes.
Woher komme ich? Wohin gehe ich?
Niemand kann mir das erklären.
Niemand kann es mir beweisen, trotzdem *bin* ich.
Welchen Sinn hat mein Leben?
Wem bin ich verantwortlich?
Wem gehöre ich?

Wort

Ich werde mir meiner Freiheit bewusst.
Ich *kann* mich entscheiden.

Tat

Durch die Verbindung mit meinem Schöpfer lebe ich,
bin ich Mensch.

Die Ausarbeitung folgt dem Inhaltsverzeichnis 2010.

Existenz

Theorie

Die menschliche Existenz ist durch *etwas* geworden.
Kein Mensch hat sich selbst gewollt.
Kein Mensch hat sich selbst geschaffen.
Es muss eine *Ur-Existenz* geben, die schon vor dem Menschen da war.
Wenn der Mensch einen Geist hat, muss es einen *größeren Geist* geben.
Im Menschen lebt die Sehnsucht nach unzerstörbarem Leben. Der Mensch sehnt sich aber nur nach etwas, was existiert und was er vermisst. Also muss die Existenz *unzerstörbar* sein.

Mangel in der Existenz:

- Mangel in der Existenz zeigt sich, wenn der Mensch nur das Negative im Blick hat, ohne die guten Möglichkeiten wahrzunehmen.
- Schwere Schuld, also die Absonderung vom Schöpfer und seinen Geschöpfen, kann den Menschen in seiner Existenz erschüttern.
- Eine momentane konkrete Beleidigung kann die Existenz tief treffen.
- Durch eine unheilbare Körperkrankheit kann der Mensch den Glauben an die Existenz ganz oder für eine Zeit lang aus den Augen verlieren.
- Alles, wodurch man auf den Gedanken kommt, das Leben hätte keinen Sinn, kann die Existenz belasten.

Den Mangel kann man ausfüllen,

- indem man eine neue Entscheidung trifft für die Grundwahrheiten, für die Grundeigenschaften des Seins: Einheit, Schönheit, Wahrheit, Güte.
- indem man Vertrauen aufbaut in das Gute, in die Liebe, in das Schöne, in die Wahrheit.

Praxis[149]

Übung 1

Gedanke

Jeder Mensch kennt Mangel.
Wenn ich mich nach etwas sehne, dann deshalb, weil ich eine Ahnung davon habe, dass es das gibt. Wenn ich keine Ahnung in mir hätte, was Vollkommenheit ist, was vollkommene Liebe, was Fülle im Dasein ist, könnte ich diese Fülle nicht vermissen. Wir tragen die Sehnsucht nach Erfüllung, nach Erfüllung mit der *ganzen* Fülle des Seins schon in uns.

In uns ist auch die Sehnsucht nach Unsterblichkeit, nach nie endendem Leben. Ich kann diese Ahnung aber nur haben, wenn es unzerstörbares Leben gibt.

Wort

Die Ur-Existenz, das absolute Sein, mein Schöpfer kann meinen Mangel ausgleichen, mich neu erfüllen.

Tat

Ich werde mir der Fülle bewusst und lasse mich neu füllen.

---

[149] Siehe auch in der längeren Meditation zur Existenz, sowie in der Meditation „Verwurzeln in der Liebe des Schöpfers“ (Baum – Wurzeln).

Übung 2

Gedanke

Die Wahrheit ist:
Ich habe mich nicht selbst geschaffen.
Jemand muss mich geschaffen haben.

Ich bin *Person,* also muss mein *Schöpfer* auch *Person* sein.

Wort

Ich nehme für mein Leben an:
Mein Schöpfer ist *Person.*
Ich habe Geist, also muss mein Schöpfer auch Geist haben.
In mir ist die Sehnsucht nach Ewigem. Also muss mein Schöpfer unzerstörbar sein.

Tat

Der, der mich geschaffen hat, ist ein *Jemand,* eine *Person.*

Übung 3

Gedanke

Nur mit dem Guten kann ich das Gute erreichen.
Nur mit der Wahrheit finde ich die Wahrheit.
Nur in der Einheit erfahre ich die Liebe.
Wenn ich Schönes sehe, öffnet sich mein Herz.
Ich kann mich für das Gute, Wahre, Schöne und die Liebe entscheiden.

Wort

Ich entscheide mich für die Grundeigenschaften des Seins.
Ich entscheide mich für die Wahrheit, für das Gute, für die Einheit und die Schönheit.

Tat

Ich öffne mich für diese Wahrheit:
Nur mit dem Guten kann ich das Gute erreichen.

Übung 4

Gedanke

Wenn ich mich für das Gute und die Wahrheit entscheide,
ist Entwicklung möglich.
In der Natur, in allem Geschaffenen spiegelt sich die
Schönheit des Schöpfers.
In jedem Menschen spiegelt sich die Schönheit des Schöpfers.
Auch in mir spiegelt sich die Schönheit des Schöpfers.

Wort

Ich gehöre zu seiner Schöpfung.
Ich bin sein Geschöpf. Ich bin auch dabei.

Tat

Ich öffne mich der Schönheit.

Basis

Theorie

Es geht um die Zeit von der Zeugung bis zum dritten/vierten Lebensjahr. Ein Mangel an Liebe in dieser Zeit ist der Ursprung von Traumen an der Basis. Dieser Mangel an Liebe führt zu einem Mangel an Vertrauen.

Den Mangel ausfüllen kann man durch die Zusage: Die Zärtlichkeit, das Vertrauen, die Liebe des Schöpfers ist *für mich.*

Es gilt auch: Jedes Wort, jede Verhaltensweise, jede Geste, die Vertrauen ausstrahlt, heilt.

Praxis[150]

Übung 1

Gedanke

Hier auf der Erde gehöre ich niemandem.
Ich bin Kind des Schöpfers.
Ich bin sein geliebtes Kind.
Aus Liebe hat er mich geschaffen,
denn er schafft nur, was er liebt.
Er liebt mich unendlich.
Er liebt mich bedingungslos.
Er liebt mich so wie ich bin.

Wort

Ich bin geliebtes Kind des Schöpfers. Er liebt mich unendlich.

Tat

Der Schöpfer liebt mich bedingungslos.
Ich öffne mich dieser Wahrheit.

---

[150] Siehe auch die Meditation durch die Lebensphasen, Kapitel 3

Übung 2

Gedanke

In meiner Tiefe gibt es eine große Macht. Die Liebe dessen, der alles geschaffen hat, ist in meinen Tiefen grundgelegt. Seit er seinen Atem in mich hauchte, also im Augenblick meiner Zeugung, gab er seine Liebe und Zärtlichkeit und seine Allmacht mit dazu. Er ist immer da. Er ist vor allem in seiner Zärtlichkeit und Sanftheit für mich und alle Menschen da, denn er liebt jeden Menschen unendlich. Er ist da wie eine sanft sprudelnde Quelle. Ich muss hinschauen und hinhören, damit ich die Zeichen seiner Aktivität sehe und höre.

In meinen Tiefen ist diese Liebe meines Schöpfers für mich und für jeden Menschen.
In den Tiefen der anderen Menschen ist auch diese Liebe des Schöpfers für jeden Menschen und damit auch für mich.
Der Schöpfer liebt in uns, durch uns, aus uns heraus.

Wort

Der Schöpfer liebt mich in meinen Tiefen.
Der Schöpfer liebt jeden Menschen in seinen Tiefen.

Tat

In meinen Tiefen ist die Liebe des Schöpfers.
In meinen Tiefen ist Liebe für jeden Menschen.

Übung 3

Gedanke

In der Tiefe eines jeden Menschen ist Liebe. Trotzdem vermögen wir Menschen nicht genug zu lieben.
Wenn ich den Menschen verzeihe und sie im Geist um Verzeihung bitte, werde ich frei.
Die Tiefe jedes Menschen liebt mich und in meiner Tiefe ist Liebe zu jedem Menschen.

Wort

Ich entscheide mich zu vergeben.
Ich entscheide mich, im Geist um Vergebung zu bitten.
Durch das Leiden bin ich gewachsen.
Ich habe gelernt, bewusster zu leben und nach meinem Schöpfer zu fragen.

Tat

Die Tiefen der Menschen lieben mich.

Alltäglicher Bereich

Theorie

Täglich kann der Mensch lernen, in der Anwesenheit des Schöpfers zu leben und die Sammlung zu üben. Er kann sich bewusst machen, dass der Schöpfer da ist wie ein Gedanke.

Der Schöpfer ist die Liebe.

Heilung in den alltäglichen Lebenssituationen geschieht durch die Hinwendung zum Schöpfer. Ein Ankämpfen gegen schlechte Gewohnheiten (z.B. Alkohol, Zigaretten, negatives Reden über andere Menschen, ...) erhöht die Aufmerksamkeit auf diese negativen Gewohnheiten. Die Hinkehr zum Schöpfer mit der Vision der Freiheit führt zur Veränderung.

Beispiel

Eine in der Hagiotherapie erfahrene Bekannte berichtete mir folgendes Erlebnis: [151] „Ich kenne eine Person, die nicht aufhören konnte zu rauchen. Sie wünschte sich ein Kind. Da sagte ich zu ihr: ‚Stell dir vor, wie schön es ist, wenn du jetzt beginnst, deinen Körper darauf vorzubereiten, dass dieses Kind in einem guten, gesunden Körper heranwachsen darf. Stell dir vor, wie es sein kann, wenn deine Zellen sauber vom Nikotin sind. Wie schön wird das für das Kind sein?‘
Diese Frau hat es geschafft, das Rauchen aufzugeben.“

Wegen der Vorfreude auf ein Kind wurde hier diese Freiheit möglich. Es geht um das Bewusstsein eines höheren Zieles.

---

[151] Stöckler Andrea, persönliches Gespräch, 01.10.2012

Praxis

Übung 1

Gedanke

Wer mit der Quelle verbunden ist, ist mit dem Leben an sich verbunden.
Wenn wir nach dem Guten streben, verliert das Negative an Boden.
Der Verzicht auf etwas Schlechtes öffnet den Raum für Gutes und Schönes.
Dies führt uns in die Freiheit.

Wort

Ich entscheide mich für gute Taten.

Tat

Mein Schöpfer will mein Freund sein.
Ich will sein Freund sein.

Übung 2

Gedanke

Kein Mensch weiß genau, wer ich bin, woher ich komme und wohin ich gehe.
Auch ich kenne mich nie bis in meine letzten Tiefen.
Nur einer weiß, wer ich bin. Nur *einer* kennt mich ganz genau.
Er kennt auch jeden Menschen neben mir so, wie ich ihn nie kennen werde.
Er ist bei mir und er ist bei ihm.
Er zeigt mir, wie die Tiefen der Menschen mich lieben.
Auch meine Tiefe liebt die Menschen.
Ich kann ihnen verzeihen und muss ihre Beleidigungen nicht annehmen.
Ich weiß ja, dass sie aus ihren Verletzungen heraus handeln.
Ich kann ihnen verzeihen und mich so vom Hass befreien.

Wort

Mein Schöpfer ist der Herr jeder Situation.
Er ist der Schöpfer eines jeden Menschen.

Tat

Der Schöpfer *kennt* mich.
Ich binde mich an die Liebe des Schöpfers.
Ich liebe die Menschen aus meiner Tiefe heraus.

Im Folgenden werden die Bereiche nach den Organen beschrieben

Person

Theorie

Träger aller Strukturen und Organe ist die Person. Das Wichtigste ist die Person. Sie ist die Ganzheit des Menschen. Die Person *hat* Bewusstsein und *ist* sich ihrer selbst bewusst. Sie kann über sich selbst verfügen. Sie waltet über ihr eigenes Sein. Sie kommuniziert mit sich selbst, mit anderen Menschen, mit dem Schöpfer. Deshalb schließt der Begriff Person in sich Beziehung schon ein. Im Geben und Nehmen entsteht das *Wir*. Die Person kann sich frei entscheiden. Sie kann über sich hinauswachsen.

Die Würde des Menschen kann von außen und / oder von innen verletzt sein.

Von außen

- durch Verleumdung,
- durch zu Unrecht beschuldigt werden,
- durch Bloßstellung.

Dieser Mensch fühlt sich verlassen. Hass und Rachsucht stauen sich auf.

Von innen:
Der Mensch kann die Würde verlieren,

- wenn er sich selbst lächerlich oder unbeliebt macht.
- wenn er seine Würde „verkauft".
- wenn er den Sinn des Lebens und seinen Platz in der Gesellschaft nicht findet.
- wenn er Leidenschaften, Triebe, weltliche Genüsse wichtiger nimmt als humane, moralische und ethische Freuden.
- wenn er aufgehört hat, Herr seines Willens und Diener seines Gewissens zu sein.

Vision

Der Schöpfer liebt jeden Menschen.
Er liebt mich.
Er ist da wie eine vollkommen liebende Mutter,
wie ein vollkommen liebender Vater.
Er hat mich aus Liebe erschaffen.
Der Schöpfer erhält mich am Leben.
Eben darin besteht meine Würde.

Praxis

Gedanke

Ich bin wertvoll.
Ich bin vom Schöpfer so ausgedacht und gewollt, wie ich bin.
Ich bin sein Ebenbild.
Nur der Schöpfer weiß, wer ich bin.
Er ist der Einzige, der mich kennt.
Ich bin ein Abbild des Schöpfers.
Er gibt mir die Sicherheit für meine Würde.

Wort

Ich werde der Mensch sein, der ich sein kann.
Ich werde der Mensch sein, der ich bin.

Tat

Ich bin Ebenbild des Schöpfers.
Ich werde es schaffen.

Leben

Theorie

Leben ist, philosophisch betrachtet, selbstbildend und spontan. Die Bewegung von Leben liegt *in ihm selbst*. Aus einem Samen wächst zum Beispiel der neue Baum, die neue Pflanze.[152] Der Anfang und das Ziel liegen also nicht außerhalb von ihm in der Materie. Das Leben hat die Aufgabe, sich selbst zu verwirklichen. Der Anfang des menschlichen Lebens liegt im Schöpfer.
Der Mensch kann um sein Leben fürchten oder es im körperlichen, psychischen und geistigen Bereich als bedroht erfahren. Sicherheit findet er in der Verbindung mit seinem Schöpfer.

Vision: Ich bin sicher und geborgen in der Hand dessen, der mich geschaffen hat.

Praxis

Gedanke

Das Leben ist die Fähigkeit, als lebendiges Wesen im Sein auf allen Ebenen zu existieren.
Das Leben kann ich nur bewahren, wenn ich mit dem Ursprung des Lebens, meinem Schöpfer, in Verbindung bleibe.
Das geht mittels der geistigen Dimension.

Wort

Mein Schöpfer ist der, der mir das Leben schenkt, der mich am Leben erhält.
Ich will mit dem Schöpfer verbunden bleiben.

Tat

Mit meinem Schöpfer bin ich immer verbunden.

---

[152] vgl. Prof. Dr. Ivančić Tomislav, IV. Internationales Studium der Anthropologischen Medizin und der Hagiotherapie, Zagreb 2012, deutsches Skript, S. 9

Gewissen

Theorie

Das Gewissen ist die Stimme des Seins. Es ist das Organ der Güte. Der Mensch ist ewig, wenn er Gutes tut und die Wahrheit sucht. Jeder negative Gedanke zerstört das Gehirn des Menschen. Jedes gute Wort stellt seine Gesundheit wieder her. Das Gewissen ist die Stimme des Schöpfers und der beste Freund des Menschen. Der Mensch verliert sein inneres Zuhause, wenn das Gewissen verletzt wird.[153]

Probleme im Gewissen drücken sich aus in Schuldgefühlen, Selbstmitleid, Depression, Selbstmordgedanken, Aggressivität gegen sich selbst, gegen andere Menschen und gegen den Schöpfer.

Der Mensch findet keinen Sinn im Leben, murrt, beschuldigt seine Mitmenschen, ist zornig, bitter, resigniert.

Der Betreffende versucht, die Schuld zu vergessen oder zu verdrängen. So wandert sie ins Unterbewusstsein. In einer Stresssituation kommt sie wieder an die Oberfläche und verursacht Leid. Bei schweren Vergehen kann es auch zu psychischen Störungen kommen.

Wie befreit man das Gewissen?

Wird der Mensch bereit, um Verzeihung zu bitten, löst er sich von negativen Bindungen an sich selbst und an andere. Der Mensch macht sich bewusst, dass der Schöpfer seine Freude an der Vergebung hat, weil er den Menschen, sein Geschöpf, liebt.

Diese Bitte um Verzeihung geschieht im Geist.

---

[153] vgl. Stöckler Andrea, Sipplingen, Skript zum II. Internationalen Studium der Hagiotherapie, Zagreb 2005

Gedanke

Wir alle spüren eine gewisse Schuld. Das Wesentliche unserer Schulderfahrung besteht darin, dass wir das Gute nicht immer tun, die Wahrheit nicht immer suchen und die Liebe nicht vollkommen leben. Die Entscheidung, im Geist um Verzeihung zu bitten, befreit und heilt.

Wort

Wenn ich im Geist um Verzeihung bitte, stehe ich auf der Seite meines Schöpfers.

Tat

An der Seite meines Schöpfers werde ich es schaffen.

Berechtigte und falsche Schuldgefühle – Unterpunkt zu Gewissen

Wir müssen unterscheiden zwischen *berechtigten* und *falschen Schuldgefühlen*.

Wenn es *Schuldgefühle* gibt, die durch persönliche Schuld entstanden sind, soll ich mir Folgendes zuerst klarmachen:
Der Schöpfer liebt jeden Menschen, auch mich.
Er will immer das Gute für mich und kennt meine Grenzen.
Jeder negative Gedanke und jedes negative Wort zerstört mein Gehirn.
Ich beende das Negative, wenn ich sage: Es tut mir leid, dass ich das getan habe. So werde ich frei von berechtigten Schuldgefühlen und vom Hass gegen mich selbst.

Berechtigte Schuldgefühle entstehen auch, wenn andere an mir schuldig geworden sind und ich auf Rache sinne oder diese Menschen hasse. Vergebe ich ihnen, werde ich frei. Der Schöpfer liebt uns beide.

Falsche Schuldgefühle entstehen, wenn man Leid miterlebt und *meint*, man selbst wäre die Ursache.

Wenn zum Beispiel die Mutter in der Schwangerschaft liegen oder wenn das Kind in den Brutkasten musste, können falsche Schuldgefühle entstehen. Die Geistseele des Kindes nimmt wahr, dass es ein Problem gibt und das Kind erlebt es so, als ob es schuld daran sei.

Falsche Schuldgefühle können bei Erwachsenen entstehen, wenn ein Kind in der Schwangerschaft stirbt. Die Eltern fragen sich in einem Winkel des Herzens, ob sie eine Schuld haben.

In irgendeiner Weise haben alle schweren Erlebnisse ihre Auswirkungen, auch wenn der Mensch es nicht sofort bemerkt.
Der Blick auf die wahre Situation befreit.

Die Befreiung von Gewissensbissen, von berechtigten und falschen Schuldgefühlen kann längere Zeit in Anspruch nehmen. Meditationen müssen oft wiederholt werden. Die Seele braucht Zeit. Interessant ist, dass in der Hagiotherapie der Weg zur Heilung von Schuldgefühlen und Gewissensbissen derselbe ist. Wenn unsere Freundschaft mit dem Schöpfer stärker wird, können neue positive Gefühle die negativen in uns besiegen. Denken wir bei allem daran, dass der, der uns gewollt hat, Freude an der Vergebung hat, weil er uns liebt.

Beispiel 1

Zu Beginn von Kapitel eins berichtete ich von dem Mann, der bei einem Unfall einen Radfahrer anfuhr und danach eine posttraumatische Belastungsstörung (PTBS) bekam. Der Unfall mit dem Radfahrer war der Auslöser, doch bekam er diese PTBS aufgrund des Erlebnisses im Krieg, als sein Freund bei der Explosion starb. Er entwickelte „falsche Schuldgefühle“, denn er hatte überlebt, sein Freund nicht.

Beispiel 2

Eine Frau übernahm vor zwei Jahrzehnten den Dienst, Kinder zu beaufsichtigen. Dabei kam ein Kind durch einen tragischen Unfall ums Leben. Objektiv gesehen lag bei ihr kein Verschulden vor. Sie war betroffen, sah aber keinen Anlass, sich mit irgendjemandem darüber zu unterhalten. Es „war passiert“ und daran konnte man nichts ändern.
Nach 20 Jahren entwickelte sie heftige Depressionen. Sie brauchte lange Zeit und viele Hilfen, sich daraus zu befreien. In der Hagiotherapie half ihr die Meditation zu „falsche Schuldgefühle“ am meisten.

Praxis

Übung 1: „Berechtigte Schuldgefühle“

Gedanke

Der Schöpfer hat mich gewollt.
Er hat mich durch die Eltern auf diese Erde gesandt.
Er steht mit geöffneten Armen hinter mir.
Er ist immer bei mir.
Er berührt mein Herz.
Er hat Freude an der Vergebung, weil er mich liebt.

Wort

Ich entscheide mich für die Wahrheit, für die Wahrheit über mein Leben.
Ich bin wertvoll, wie mein Leben auch immer verlaufen ist.
Ich entscheide mich, im Geist um Verzeihung zu bitten.

Tat

Ich werde es schaffen.

Übung 2: „Falsche Schuldgefühle“

Gedanke

Der Mensch kann zwischen seinen Gefühlen und seinen Taten unterscheiden.
Er kann seine Gefühle wahrnehmen.
Gefühle können die Wahrheit zudecken.
Der Geist aber kennt die Wahrheit immer.

Wort

Ich unterscheide zwischen meinen Gefühlen und meinen Taten.
Mein Geist kennt die Wahrheit.
Ich entscheide mich für die Wahrheit.

Tat

Die Wahrheit darf in mir Raum gewinnen.

Intellekt

Theorie

Das Organ der Erkenntnis ist der Intellekt. Er bezeichnet die Fähigkeit des Menschen, etwas geistig zu erfassen. Der Intellekt ist die Instanz im Menschen, die für das Erkennen und Denken zuständig ist.

Im Intellekt erkennt der Mensch die Zusammenhänge.

Der Intellekt bewegt den Menschen dazu, die Wahrheit zu suchen, zu denken, zu sprechen und zu tun.

Ein gesunder Intellekt spricht die Wahrheit und handelt nach dem Gewissen.

Praxis

Gedanke

Wenn ich mich nach der Wahrheit ausrichte, werde ich, was ich sein kann.
Die Wahrheit über mich ist: Ich bin ein großartiger Mensch.

Wort

Ich entscheide mich für die Wahrheit.
Ich entscheide mich für die Wahrheit über mich selbst.

Tat

Ich werde, was ich bin.

Verstand

Theorie

Der Verstand ist in der Philosophie das Vermögen, Begriffe zu bilden, diese zu beurteilen und zu verbinden. Mittels des Verstandes erkennt der Mensch Gegenstände und ihre Beziehungen zueinander. Er begreift, analysiert, vergleicht, versteht, urteilt. Der Verstand erkennt Einzelteile, die abgegrenzt sind von anderen Bereichen oder betrachtet kleine Ausschnitte des Ganzen. So hat er eine begrenzte Wirklichkeit.

Praxis

Gedanke

Der Verstand braucht Gründe, Argumente, Überzeugungen, um jemandem zu glauben und das Erkannte als Realität annehmen zu können. Gute Argumente, das Denken gesunder Gedanken und das Sprechen guter Worte ermöglicht es dem Menschen, seine Erkenntnisse zu erweitern und das Erkannte in die Tat umzusetzen.

Wort

Ich bemühe mich um neue Erkenntnisse.
Ich entscheide mich, das Gute zu sprechen und zu tun.

Tat

Ich richte mich auf das Gute aus.
Ich kann wachsen.

Intuition

Theorie

Intuition ist die Fähigkeit, Einsichten in Sachverhalte, Sichtweisen, Gesetzmäßigkeiten oder die subjektive Stimmigkeit von Entscheidungen zu erlangen. Sie ist die Gabe, gute Entscheidungen treffen zu können, ohne die zugrunde liegenden Zusammenhänge bewusst zu verstehen. Intuition hat einen engen Zusammenhang mit der inneren Logik von Gegebenheiten *und* mit eigenen früheren Erfahrungen. Häufig wird davon ausgegangen, dass die Intuition schnelle und richtige Reaktionen erzielt. Dabei wird leicht übersehen, dass die Intuition auch geprägt sein kann von eigenen negativen Erfahrungen.

Praxis

Gedanke

Treffe ich eine Entscheidung für die Grundeigenschaften des Seins, prägen diese Gedanken sich in meine Zellen ein und überschreiben auch negative Erfahrungen. Aus meinem Wissen und meinen Erfahrungen heraus handele ich.

Wort

Ich treffe eine Entscheidung für das Gute, das Wahre, die Einheit und die Schönheit.

Tat

Das Gute und die Wahrheit dürfen in mir Raum gewinnen.

Freier Wille

Theorie

Mit der Entscheidung für das Böse, die Disharmonie, *verliert der Mensch seine Fähigkeit,* sich *für das Gute* zu entscheiden. Er wird abhängig. Der freie Wille hört auf, frei zu sein. Ihm ist auch die Fähigkeit verloren gegangen, seine Kräfte auf das Gute zu richten.

Der erkrankte Wille führt zu Angst, Sinnlosigkeit, Abhängigkeit, Beklommenheit, Gleichgültigkeit.

Vision

Ich kann mich entscheiden für

- die Tugenden,
- die Werte,
- das Vertrauen,
- das Leben.

Ich werde die Entscheidung treffen.

Praxis

Gedanke

Eine Entscheidung zwischen dem Guten oder dem Bösen muss jeder treffen.
Mein freier Wille ist gesund, wenn ich in der Lage bin, mich für das Gute zu entscheiden.

Wort

Ich entscheide mich für das Leben, für das Positive.
Ich entscheide mich für das Gute, für die Wahrheit.

Tat

Ich will es.
Ich kann es.

Herz

Theorie

Das Herz ist der Mittelpunkt der Persönlichkeit,
der Ort, an dem sich alle drei Ebenen des Menschen treffen,
der Ort, wo Erkenntnis und freie Entscheidung stattfinden,
wo sich das Menschsein ereignet.

Das Herz prüft, was der Verstand erkannt hat. Das Herz sammelt Tugenden und Werte, aber auch Laster. Das Herz prüft und bewahrt Erfahrungen, Erlebnisse und Erkenntnisse.[154]

„Der Instinkt des Herzens zeigt dem Gewissen den richtigen Weg.
Das Herz sammelt gute Eigenschaften.
Bei einem fehlgeleiteten Instinkt des Herzens entstehen Laster."[155]

Ein reines Herz schenkt Zugang zu weisen Entscheidungen.

Das Herz ist der Mittelpunkt von Erkenntnissen, Entscheidungen und Erfahrungen. Deshalb ist es wichtig, das Herz zu behüten. Im Herzen ist der Mensch am verletzbarsten. Die Erfahrung von Ablehnung, von enttäuschter Liebe schmerzt am tiefsten. Wenn jemand emotional beunruhigt oder verwundet ist, kann er geistige Wirklichkeiten und die Anwesenheit des Schöpfers nur schwer wahrnehmen. Das Herz ist der Ort, an dem der Schöpfer wohnt und der Mensch ihm begegnen kann.

---

[154] vgl. Stöckler Andrea, Sipplingen, Skript zum II. Internationalen Studium der Hagiotherapie, Zagreb 2010

[155] Fuder Marianne, Telefongespräch am 06.11.2012, Oberkirn
„In der Tierwelt ist der Begriff ‚Instinkt' ein neutraler Begriff. Tiere handeln nach ihrem Instinkt. Wenn aber der Mensch nur aus seinem ‚Bauchgefühl' heraus handelt, reagiert er auf der Ebene der Tiere. Er übersieht, dass er den Verstand dazu einschalten muss. Er muss außerdem sein Herz einschalten. Das Herz weiß instinktiv was richtig ist, was die Wahrheit ist, was das Gute ist. Der *Instinkt des Herzens* zeigt dem Gewissen den richtigen Weg. …"

Praxis

Gedanke

Das Herz ist der geistige Mittelpunkt einer Person.
Alles geht durch das Herz.

Wort

Mein Schöpfer kennt alles, was in meinem Herzen ist.
Er schaut liebevoll auf mich.

Tat

Ich öffne meinem Schöpfer mein Herz.

Charakter

Theorie

Der Charakter drückt die Gesamtheit von moralischen und ethischen Eigenschaften und Fähigkeiten aus. Im Charakter sind die Tugenden vertreten. Positive Charaktereigenschaften sind zum Beispiel Edelmut, Stärke, Mut, Geduld, Ausdauer, Großmut, Sanftheit,... Der Mensch hat die Verantwortung für die Ordnung in den leiblichen, psychischen und geistigen Organismen. Er ist nicht, wie Tiere, durch Instinkt gelenkt.
Der Charakter ist krank geworden, wenn der Mensch sich seinen Wünschen, Trieben, Süchten und Versuchungen nicht widersetzen kann. Er erlebt sich als schwach, manipulierbar, gedemütigt. Ohnmacht, Hass, Leichtsinn, Angst, Bedrängnis, Schuld und Abhängigkeiten sind die Folgen.

Praxis

Gedanke

Bei einem verwundeten Charakter besteht das geistige Leid darin, dass der Mensch charakterfest sein will, es aber immer weniger kann. Er möchte andere tugendreich sehen – besonders die eigenen Kinder. Das gelingt jedoch nicht, weil er selbst kein Vorbild ist.

Der Ausweg ist, sich selbst als schwach zu erkennen und Hilfe zu suchen.

Wort

Ich entscheide mich für die Tugenden.
Ich entscheide mich für Humanität.
Ich entscheide mich für Gerechtigkeit und Treue.

Tat

Ich nehme die Möglichkeit zum Guten an.

Gedächtnis und Erinnerung

Theorie

Es gibt ein physisches, ein psychisches und ein geistiges Gedächtnis. Das *geistige Gedächtnis ist für unsere Gesundheit notwendig*, sogar wesentlich.

Alles negativ in uns Gespeicherte ist ein Hindernis für diese Gesundheit. Was wir heute *glauben,* prägt sich in unsere Zellen ein und verändert unsere Gene. Es gelangt in unser Gedächtnis. Durch die Entscheidung für das Gute können wir die negativen Erinnerungen überschreiben.

Vision
Ich kann umkehren. Ich kann immer wieder auf die Ebene des Geistes zurückkehren. Ich kann immer neu anfangen, die positiven Signale in meine Zellen zu schreiben.

Praxis

Gedanke

Das geistige Gedächtnis ist notwendig für unsere geistige Gesundheit. Alles, was wir negativ in uns speichern, ist ein Hindernis für diese Gesundheit. Was wir glauben prägt sich in unsere Zellen ein.
Glaube ich an die Liebe in mir und an ihre Möglichkeiten, prägt sich das Gute in meinen Zellen ein.
Entscheide ich mich für Wahrheit und Wahrhaftigkeit, werde ich geistig gesünder.

Wort

Ich glaube, dass alles einen *guten* Grund hat.
In meiner Tiefe kenne ich den Sinn.

Tat

Ich gebe den guten Gedanken Raum in mir.

Kreativität und Kultur

Theorie

Kreativität und Kultur geben dem Leben einen tiefen Sinn. Menschen, die ihr Leben für sinnlos halten, können in ihrer Kreativität verwundet sein. Indem der Mensch die Schönheit als geistige Dimension entdeckt, öffnet sich der Raum für Kreativität.

Verwirklicht der Mensch das Gute, geschieht Heilung der Kreativität.

Schmerzen und Leiden können ein Weg zu einer tieferen Dimension des Lebens sein.[156]

Jede Veränderung führt zur Verwandlung von Kreativität und Kultur und zur Aktivierung menschlichen Handelns. Die im Menschen angelegten Fähigkeiten können sich entfalten.

---

[156] Frankl Viktor bei Uwe Böschemeyer, Mut zum Neubeginn, S. 97
„'Dann aber kann es dazu kommen', – so Frankl in einem Gespräch mit dem Verfasser am 13.7.1973 – ,dass ich das Tiefste aus mir herausbringe, indem ich längst nicht mehr liebe und diene, sondern leide und im Leiden Zeugenschaft ablege, was der Mensch sein kann – im Äußersten, in der Grenzsituation. Das ist Selbstverwirklichung, das, was ich Einstellungswerte genannt habe, - das Sinnfinden, im hoffnungslosen, aussichtslosen Leiden. Das ist Selbstverwirklichung ... Denn da werde ich erst ich selbst, da bringe ich das Beste aus mir heraus. Dann zeigt sich: Ich bin noch im Leiden ich selbst gewesen, ich selbst geworden. Denn im Leiden wird man erst man selbst und ganz und gar man selbst'."

Praxis

Übung 1

Gedanke

Wenn ich mein Leben vertiefe, führt das zur Entdeckung der geistigen Schönheit. Jede Wandlung zum Guten führt zur Aktivierung menschlichen Schaffens, zu neuem Gestalten, zur Verwandlung von Kultur und Kunst.
Ich werde, was ich sein kann. Ich werde, was ich bin.

Wort

Ich will hineinwachsen in die Grundeigenschaften des Seins und mich immer wieder neu dafür entscheiden.
Ich werde, was ich sein kann.

Tat

Ich öffne mich vor allem für die Schönheit,
für die Schönheit in der Schöpfung,
in mir und in allen Dingen.

Übung 2

Gedanke

Durch Leid und Schmerz sind in meinem Leben Wunden, Verletzungen, Lähmungen und Verbiegungen entstanden. Andere und ich selbst haben Gutes nicht nach den Möglichkeiten und Fähigkeiten tun können.
Mit meinen geistigen Augen kann ich das Gute sehen, das in meinem Leben geschehen ist. Mein Erfahrungshorizont erweitert sich beständig. Vieles kann ich immer besser verstehen, auch meine Mitmenschen. Aufgrund dieser Erfahrungen ist mir die Möglichkeit eröffnet, kreativ zu werden, dem Leben eine neue Richtung zu geben, anderen zu helfen.
„Geh nicht klein unter den Sternen."[157]

Wort

Ich *will* mich dem Guten zuwenden.
Ich entscheide mich für das Gute in jeder Situation.
In mir sind alle guten Möglichkeiten.

Tat

Ich nehme meine Möglichkeiten an.
Ich gehe groß unter den Sternen.

---

[157] Prof. Dr. Ivančić Tomislav, IV. Internationales Studium der Anthropologischen Medizin und der Hagiotherapie, Zagreb 2012

Sexualität

Theorie

Sexualität wird als Wert und Geschenk erfahren, wenn sie in die gesamte Persönlichkeit des Menschen integriert ist. Sie berührt alle Aspekte des Menschen in seiner Einheit von Körper (sexuelle Lust), Psyche (erotisches Verlangen), Geist (personale, geistige Liebe) und ist angelegt in schöpferischer Fruchtbarkeit und Vitalität zur Weitergabe des Lebens.

Der Wert des Geschlechts zählt zum ganzen personalen Reichtum der Werte, mit denen das weibliche Wesen dem männlichen und das männliche dem weiblichen erscheint. Dieser Reichtum wird verkürzt, wenn das Geschlecht als Objekt für die Befriedigung der eigenen Sexualität benutzt wird.

Wer im Geschlechtlichen verletzt ist, leidet daran.

Wie die Ganzheit von Körper, Psyche und Geist die Gesundheit der Persönlichkeit des Menschen ausmacht, so kann auch nur die bewusste Bejahung und Beachtung der „Ganzheitlichkeit der Sexualität" zur beglückenden und erfüllenden Erfahrung werden.

Verletzte Geschlechtlichkeit kann heilen, wenn sie in ihrer Wertigkeit und Schönheit erkannt und bewusst in ihrer ganzheitlichen Gesetzmäßigkeit angenommen und bewahrt wird, d.h. die sexuelle Lust im körperlichen Bereich, das erotische Verlangen im psychischen Bereich und die personale Liebe im geistigen Bereich.[158]

---

[158] vgl. West Christopher, Theologie des Leibes für Anfänger, Kisslegg 2005

Praxis

Gedanke

Mir ist bewusst, dass Sexualität zur körperlichen Ebene gehört, Erotik zur psychischen Ebene und personale Liebe zur geistigen Ebene. Sind Sexualität und Erotik in geistige Liebe eingewickelt, ergänzen sich Zärtlichkeit und Sicherheit. Hingabe, Vertrauen, Schönheit, Genuss und Liebe können sich immer weiter entfalten.
Der Schöpfer möchte, dass der Mensch seine Sexualität gesund erhält.

Wort

Ich will die Wertigkeit und ganzheitliche Gesetzmäßigkeit in der Sexualität anerkennen.

Tat

Ich nehme meine Sexualität bewusst in ihrer Schönheit an und bewahre sie.

Glaube und Vertrauen

Theorie

Glaube ist die Zustimmung des *Verstandes* zu den Ordnungen der Schöpfung.

Vertrauen meint die Zustimmung des *Herzens* zu der Person des Schöpfers.

Das Organ Glaube und Vertrauen ist gesund, wenn wir uns ganz und gar auf den Schöpfer verlassen können. Es gibt eine Grundsicherheit und Frieden, woraus sich dann Kreativität entwickeln kann.

Vision

Der Schöpfer ist die Quelle des Lebens.
Er ist die Quelle meines Lebens.

Praxis

Gedanke

Glaube und Vertrauen sind

- ein Projekt,
- die Erwartung dessen, was noch kommt,
- die Vision, dass wir wachsen können,
- der Ruf, dass wir das werden sollen, was wir werden können.

Wort

Ich richte mich neu auf die Ordnungen der Schöpfung aus.
Ich richte mich immer neu auf den Schöpfer aus.

Tat

Ich werde, was ich werden kann.
Ich kann wachsen.

Liebe

Theorie

Der Mensch, der sich nicht selbst geschaffen hat, sondern aus seinem Schöpfer hervorgegangen ist, braucht die Beziehung zu diesem JEMAND als festen Grund seines Wesens.
Genauso benötigt er auch die Beziehung zu seinen Mitmenschen. Die Liebe verbindet die Menschen untereinander. Der Mensch erfährt eine Weiterentwicklung seines Lebens, indem er sich dem anderen schenkt.
Liebe ist die Fähigkeit, das Gute zu sehen, zu bewahren, zu tun und zu schützen. Menschenliebe verbindet mit den Mitmenschen.

Professor Ivančić sagt:
Liebe ist zunächst die Fähigkeit, Liebe anzunehmen. Nur wenn viel Liebe in den Menschen eingegangen ist, vermag er auch Liebe zu schenken.[159]
Den ersten Kuss der Liebe gab der Schöpfer dem Menschen, als er ihn in dieses Leben stellte.
Mangel an Liebe in früher Kindheit hat große Auswirkungen auf das weitere Leben.
Der Mangel in diesem Organ zeigt sich in Unsicherheit und dem Gefühl der Gefährdung.

Ein in der Liebe verletzter Mensch

- kann nur schwer anderen glauben und vertrauen.
- kann sich nicht auf eine andere Person stützen.
- fühlt sich oft bedroht.

Diese existenzielle Bedrohung erlebt er als fortwährenden Grund zur Angst.

---

[159] vgl. Prof. Dr. Ivančić Tomislav, IV. Internationales Studium der Anthropologischen Medizin und der Hagiotherapie, Zagreb 2012

Vision

Der, der mich schuf, liebt mich.
Ich kann ihm vertrauen.
Ich werde ihm vertrauen.
Er stärkt mich.

Praxis

Gedanke

Liebe ist das Aufnehmen des anderen Menschen in mein Eigenes. Ich trete in Beziehung zu ihm *und* er tritt in Beziehung zu mir. Nehme ich Liebe an, erlebe ich meinen Wert und erfahre Weiterentwicklung. Meine Liebe gibt dem anderen Menschen Wert. Mich selbst und den anderen liebe ich auch, wenn ich ihm verzeihe. Ich löse mich vom Negativen und werde frei.

Wort

Mein Schöpfer hat mich gewollt.
Er hat mich gewünscht.
Mein Schöpfer liebt mich.

Tat

Ich öffne mich dieser Liebe meines Schöpfers.

Hoffnung

Theorie

Die Hoffnung gehört zu den Grundfähigkeiten jedes Menschen. Sie öffnet den Blick auf ein Ziel hin. Dies geschieht in alltäglichen Umständen genauso wie in besonderen Situationen.

Allein die Hoffnung, dass der Mensch ein Ziel erreichen, einen Plan zu Ende führen und eine Überlegung verwirklichen kann, lässt ihn beginnen. Die Hoffnung begleitet ihn bei seinem Tun und ist die Basis jeder Entscheidung. Die Hoffnung öffnet im Menschen den Blick für neue Lösungswege und fördert seine Kreativität.

Die Entscheidung für den Blick auf das Gute in jeder Situation stärkt die Hoffnung.

Gleichzeitig beinhaltet jede Entscheidung die bewusste oder unbewusste Hoffnung auf Erfüllung.

Praxis

Gedanke

Mit der Hoffnung sehen wir das Ziel.
Sie begleitet uns bei allem Tun.
Wir treffen Entscheidungen und hoffen, dass sie zum Ziel führen.
Gleichzeitig stärkt die Entscheidung für das Gute wieder unsere Hoffnung.
In jedem Menschen ist das Licht, nach dem er sich sehnt und auf das er hofft.
Jede Zelle darf diese Wahrheit aufnehmen.
Gute Gedanken, Worte und Taten geben der Hoffnung Raum.

Wort

Ich will ein Mensch der Hoffnung sein.
Das Licht ist in mir.

Tat

Ich werde es schaffen.

Geistige Augen und Ohren

Theorie

Mit den geistigen Augen erkennt der Mensch die geistigen Wirklichkeiten.
Mit den geistigen Ohren vernimmt er in seinem Inneren die Gegenwart des Schöpfers.

Verwundete geistige Augen:
Dem Menschen fällt es schwer, geistige Wirklichkeiten zu sehen.
Der Mensch erkennt oft Werte nur schwer.

Verwundete geistige Ohren:
Der Mensch hört in der Tiefe die Stimme des Schöpfers nicht.
Der Mensch hört die Stimme seines eigenen Gewissens nicht.

Vision: Ich werde immer besser den Schöpfer und seinen Willen für mich erkennen.

Praxis

Gedanke

Mit den geistigen Augen sehen wir geistige Wirklichkeiten.
Mit den geistigen Ohren vernehmen wir in unserem Inneren die Gegenwart des Schöpfers.

Wort

Ich will den Schöpfer immer besser kennen lernen.
Ich will den Weg, den er für mich hat sehen.
Ich will seinen Willen für mich annehmen.

Tat

Mit meinen geistigen Augen und Ohren nehme ich den Sinn meines Lebens wahr.

Geistige Arme und Beine

Theorie

Mit den geistigen Armen und Beinen ist der Mensch fähig, Werke der Liebe zu vollbringen. Dies stärkt die Fähigkeit zum Guten.
Sind die geistigen Arme und Beine gesund, tragen sie den Menschen ins Leben und weisen den Weg zur Gesundheit.

Aufgrund der *geistigen Arme* agieren die physischen Hände.

Ausdrücke, die die *geistigen Arme* kennzeichnen:

Jemand ist freigiebig.
Jemand hat eine lockere Hand.
Jemand unter die Arme greifen.
Jemand legt mit Hand an.

Aufgrund der *geistigen Beine* agieren die physischen Beine.

Ausdrücke, die die *geistigen Beine* kennzeichnen:

Mit beiden Beinen auf dem Boden stehen.
Lügen haben kurze Beine.
Den richtigen Weg gehen.
Den falschen Weg gehen.
Auf Irrwegen gehen.

Immer geht es um die Freiheit, in der sich jemand für das eine oder andere entscheidet.

Praxis

Gedanke

Aufgrund der geistigen Arme handeln die körperlichen Hände.
Aufgrund der geistigen Beine macht der Mensch Fortschritte in seinem Leben.
Bei den geistigen Armen und Beinen geht es um die Freiheit, in der der Mensch sich für das eine oder andere entscheidet.
Wenn der Mensch mit seinen geistigen Armen und Beinen Werke der Liebe vollbringt, wächst er in der Erfahrung des Guten.

Wort

Ich entscheide mich für gute Taten.
Ich entscheide mich für gute Wege.

Tat

Mit Hilfe der geistigen Arme und Beine gestalte ich mein Leben.

Tugenden

Theorie

Zu den Tugenden gehören die bereits besprochenen Strukturen Glaube, Vertrauen, Hoffnung und Liebe. Die Tugenden als geistige Organe können verletzt sein und als eine negative Kraft den Menschen beschweren.

Bei den Tugenden geht es grundsätzlich immer um eine bewusste Entscheidung für die Werte und um eine bewusste Abkehr von allem Negativen. In der Heilung blüht das zerstörte Ideal wieder auf, das Negative wird ersetzt durch eine positive Kraft, eine Tugend.

Um eine Tugend zu gewinnen und so eine negative Kraft auszuschalten, ist Folgendes hilfreich:

- eine Entscheidung für die Grundeigenschaften des Seins, für die Wahrheit, die Einheit, das Gute, die Schönheit,
- die Einbindung in die Liebe des Schöpfers,
- das Öffnen für seine Kraft und Macht,
- die Heilung der geistigen Augen und Ohren,
- die Heilung der geistigen Arme und Beine.

Praxis

Gedanke

Wenn ich mich bewusst für Tugenden entscheide, wenn ich mich bewusst vom Negativen abwende, können die guten Kräfte in mir wachsen und reifen.

Wort

Ich binde mich an die Liebe des Schöpfers. Ich entscheide mich für die Werte, für das Gute, Wahre, Eine und Schöne.

Tat

Ich überlasse mich ganz meinem Schöpfer.
Das Gute kann in mir wachsen.

Geduld

Theorie

Geduld gibt dem Menschen die Kraft, Leiden zu überwinden, in Not auszuhalten und das Gute zu sehen, das auf diesem Wege kommen will.

Praxis

Gedanke

Durch Geduld will das Gute auf meinen Weg kommen.

Wort

Ich erwarte das Gute.
Das Gute kommt auf mich zu.

Tat

Ich öffne mich für das Gute, das mein Schöpfer für mich hat.

Treue

Theorie

Treue ist die Fähigkeit, einem Menschen bis zum Ende zur Seite zu stehen.
Sich selbst treu sein bedeutet, sich annehmen wie man ist.
Treue zu sich selbst bedeutet auch, die eigenen Talente sehen und entwickeln.

Praxis

Gedanke

Treue bedeutet die Fähigkeit, ganz zu mir selbst und zu anderen zu stehen.

Wort

Ich nehme an, was und wie ich bin.
Ich nehme an, was und wie meine Mitmenschen sind.

Tat

Ich werde sein, was ich sein kann.

Großzügigkeit

Theorie

Großzügigkeit bedeutet

- die Fähigkeit zu geben.
- die Fähigkeit, den eigenen Egoismus zu überwinden.

Sie ist eine Brücke zwischen den Menschen.
Sie ist eine Brücke zwischen dem Menschen und seinem Schöpfer.
Je offener der Mensch für den Schöpfer ist, umso mehr kann er anderen Menschen geben.

Praxis

Gedanke

Die Großzügigkeit ist eine Brücke zwischen dem Menschen und seinem Schöpfer und zu anderen Menschen.

Wort

Ich gehe über die Brücke der Großzügigkeit.
Ich lasse mich vom Schöpfer beschenken.

Tat

Ich nehme die Geschenke des Schöpfers in der Schöpfung wahr und nehme sie an.

Gemeinschaft / Geselligkeit

Theorie

Gemeinschaft bedeutet die Fähigkeit,

- mit anderen Menschen umzugehen.
- mit anderen Menschen zusammen sein zu können.

Hier geschieht ein Austausch im Hinblick auf die Gaben des Herzens und des Verstandes.

Jeder Mensch hat Fähigkeiten, die anderen hilfreich sein können.

Praxis

Gedanke

Wir haben die Fähigkeit, mit anderen Menschen zusammen zu sein und mit ihnen umzugehen. In der Gemeinschaft ist Austausch möglich. Dieser Austausch geschieht mit den Gaben des Herzens und des Verstandes. *Jeder* Mensch hat Fähigkeiten.

Wort

Ich entscheide mich für den Umgang mit anderen Menschen.

Tat

Der Austausch mit anderen Menschen macht mich und andere reicher.

Friede

Theorie

Friede ist die Fähigkeit,

- anderen zu vergeben.
- um Vergebung zu bitten.
- mir selbst zu vergeben.
- das Gute im anderen und im eigenen Leben zu sehen.

Praxis

Gedanke

Durch Vergebung entsteht Friede.
Durch den Frieden entsteht innere Ruhe.
Ich bin mit dem Schöpfer, mit den Menschen und mit mir im Einklang.

Wort

Ich vergebe und nehme die Vergebung an.

Tat

Ich öffne mich dem Guten und der Vergebung.

Demut

Theorie

Demut bedeutet

- die Fähigkeit, die eigene Schwäche zuzugeben.
- die Fähigkeit, die eigene Größe anzuerkennen.

Demut verleiht die Fähigkeit, so zu sein wie ich bin.

Praxis

Gedanke

Demut bedeutet das Wissen um meine Fähigkeiten.
Demut bedeutet das Wissen um meine Grenzen.

Wort

Ich weiß, was ich kann und was nicht.

Tat

Ich bin wertvoll.

Mäßigkeit

Theorie

Mäßigkeit bedeutet die Fähigkeit,

- angemessen auf Situationen zu reagieren.
- den starken Wunsch nach sinnenhaften Genüssen zu zügeln.
- zwischen Extremen auszugleichen.
- die Gaben der Schöpfung angemessen zu benutzen.

Praxis

Gedanke

Wir haben die Fähigkeit, aus der eigenen Mitte heraus zu leben. Das rechte Maß schafft Ausgeglichenheit. Im Zügeln unserer Wünsche werden wir frei von falschen Bindungen.

Wort

Ich wähle das Leben aus meiner Mitte heraus.
Ich kann das rechte Maß finden.

Tat

In meinem Leben lässt sich in allem das rechte Maß finden.

Klugheit

Theorie

Klugheit lässt uns eine Sache der Wahrheit gemäß beurteilen.
Der kluge Mensch kann unterscheiden zwischen Wichtigem und Unwichtigem. Er handelt vernünftig. Der Mangel an Klugheit zeigt sich in der Ausrichtung auf Extreme.

Praxis

Gedanke

Klugheit erkennt das Richtige und entscheidet sich dafür.
Sie unterscheidet zwischen Wichtigem und Unwichtigem.

Wort

Ich entscheide mich für das Richtige und Wichtige.

Tat

Klugheit waltet über meinem Entscheiden und Tun.

Stärke

Theorie

Stärke ermöglicht es,

- ungebrochen nach dem Guten zu streben.
- in Schwierigkeiten in Geduld auszuharren.

Praxis

Gedanke

Ermutigung und Kraft zum Guten sind Zeichen der Stärke.
Unvorstellbares wird möglich, allen Widerständen zum Trotz.
In meinen Tiefen findet sich die Kraft zum Guten.

Wort

Ich weiß, dass ich das Gute vermag.

Tat

Ich schaue auf meine Fähigkeiten und auf meine Stärken.
Ich schaue auf meine Kraft zum Guten.

Gerechtigkeit

Theorie

Der Mensch, der anderen gegenüber gerecht handelt, achtet die Rechte eines jeden. Der gerechte Mensch zeichnet sich durch die Geradheit seines Denkens und die Richtigkeit seines Verhaltens gegenüber dem Nächsten aus. Gerechtigkeit lässt auch dem anderen zukommen, was der Mensch für sich selbst erwartet.

Praxis

Gedanke

Gerechtigkeit kommt aus dem Willen, dem Schöpfer und den Menschen zu geben, was ihnen zusteht. Der Mensch ehrt so seinen Schöpfer. Der gerechte Mensch verhält sich den anderen gegenüber im Denken und Handeln gradlinig.

Wort

Alles, was ich brauche, bekomme ich von meinem Schöpfer.

Tat

Ich erwarte das Gute.

Reinheit[160]

Theorie

Reinheit des Geistes bedeutet die Fähigkeit, das Gute, das Wahre, das Schöne zu sehen. Diese Reinheit findet der Mensch, wenn er mit dem Schöpfer verbunden ist.

Der Unterschied zeigt sich in dem Motiv, aus dem der Mensch handelt. Die reine Absicht führt zu guten Taten. Der Unterschied ist auch abzulesen in der Sichtweise auf eine Situation. Der reine Blick nimmt das Gute in jedem Geschehen wahr.

Praxis

Gedanke

Der Blick auf das Gute, Wahre, Schöne und Einende im Leben führt den Menschen zur Reinheit. In der Verbindung mit dem Schöpfer findet er diese Reinheit.

Wort

Ich richte mich aus nach dem Guten, dem Wahren, dem Schönen und dem Einenden.

Tat

Ich will mit meinem Schöpfer verbunden sein.

---

[160] Bis hierher folgt die Beschreibung des Bereiches der Organe den Vorgaben aus dem Buch von Prof. Ivančić „Diagnose der Seele und" und den Vorlesungen von Frau Dr. Marinović bei den Schulungen in Fulda 2005

Verschiedene andere Strukturen

Kapitulation[161]

Beispiel

Im Folgenden berichte ich von einer Situation des Kapitulierens im Leben einer Frau.

Als sie junge Mutter war, ging es ihrem Kind über viele Monate sehr schlecht. Kein Arzt konnte damals eine Diagnose stellen.

Sie trug das Kind 18 Stunden am Tag – aber bitte aufrecht halten, sonst erbricht es. Die anderen 6 Stunden mussten reichen, um zu waschen, zu bügeln, zu duschen, zu kochen, sowie um minutenweise zu schlafen, denn so tat es das Kind auch.

Nach sechs Monaten war die junge Frau so erschöpft, dass sie abends zu ihrem Mann sagte: „Wenn ich heute Nacht nicht schlafe, trete ich morgen früh aus der Kirche aus. Wenn das mein Gott ist, möchte ich mit ihm nichts mehr zu tun haben."

Ihr Mann wusste, dass ihr der Glaube sehr wichtig war. Er wurde sehr blass und sagte zu seiner Frau: *„Ich weiß auch nicht, was das alles hier soll, aber ich weiß, dass das alles einen guten Grund hat. Irgendetwas hat es zu bedeuten."*

Wenn die junge Mutter ihren Mann damals durch die nächste Wand hätte werfen können, hätte sie es vor Wut getan. Aber sie war zu schwach, auch nur den Arm zu heben. Sie fuhr ihn an: *„Wenn das hier einen guten Grund haben soll, dann muss es aber ein sehr großer Grund sein! Ein sehr großer!!!"*

Es war 22.00 Uhr und sie schlief ein.

Am nächsten Morgen um 6.00 Uhr schrie ihr Kind und sie rappelte sich auf.

---

[161] Kapitulation ist ein Vorgang, sie ist keine geistige Struktur.

Ihr Mann sagte:

„Weißt du, was passiert ist? Du hast heute Nacht geschlafen!"

Sie selbst war so schöpft, dass sie zehn Minuten brauchte, um zu verstehen, wovon er überhaupt sprach.

Nach dieser Erfahrung kapitulierte die junge Frau. Sie ergab sich in ihre Situation und begleitete das Kind in seinen Schwierigkeiten weitere fünf Monate. Dann besserte sich sein Gesundheitszustand.

Das Kind und sie haben überlebt.

Wie?

Warum?

Wozu?

Was war das in ihrem Leben?[162]

In ihrer Kapitulation hatte sie sich in das Unabänderliche ergeben.

Tief in ihrem Inneren hatte sie von diesem Augenblick an die Sicherheit: Es gibt *Jemanden,* der mein Leben trägt und hält.

---

[162] Böschemeyer Uwe, Mut zum Neubeginn, S. 105
„Der Mensch ist mehr als sein Leid, …"

Kapitulation als Vorgang

Theorie

Kapitulation bewirkt in uns auf der psychophysischen Ebene oft ein sehr negatives Gefühl im Sinne von Versagen.
Aber beim Vorgang des Kapitulierens geht es auf der Ebene der Geistseele um ein „Sich – Ergeben" in das Unabänderliche.

Der Vorgang der Kapitulation

Praxis

Gedanke

Es gibt Lebenssituationen, die uns weit über die menschlichen Fähigkeiten hinausführen. Nichts scheint steuerbar, nichts änderbar, nichts regulierbar.

Es scheint überhaupt keinen Weg zu geben, der gangbar ist.
Den Blick für Lösungen in dieser Welt gibt es nicht mehr.
Den Blick für Lösungen jenseits dieser Welt gibt es auch nicht oder nicht mehr.

Wort

Das Wort hierzu kann nicht gesprochen werden, denn es gibt kein Wort dazu.

Tat

Es geschehe, was da wolle.

Gedanke

Ich habe überlebt.
Wie?
Warum?
Wozu?
Anscheinend gibt es *Jemanden*, der mein Leben trägt.
Was ist sein Weg für mich?

Wort

Ich entscheide mich, den Weg, den er für mich hat, mitzugehen.

Tat

Ich werde ihn gehen.
Ich werde es schaffen.

Sammlung[163]

Theorie

Die Sammlung führt den Menschen in die Einheit. Sie befreit von Abspaltung. Sammlung vollzieht sich, *indem* der Mensch beginnt, sich auf die Güte, die Wahrheit, die Schönheit und die Liebe zu konzentrieren. Er wendet sich ab von Praktiken und Glaubensmodellen, die ihn von der Wahrheit wegführen. So geschieht Heilung der Geistseele, also des innersten Kerns im Menschen.

Praxis

Gedanke

Sammlung betrifft den Mittelpunkt der Seele. Der Schöpfer, der das Sein ist, versammelt alles im Menschen in vollkommene Ganzheit. Sammlung führt in die Einheit, in die Wahrheit, in die Schönheit und in das Gute. Der Mensch wird befähigt, nach den Naturgesetzen und den Gesetzmäßigkeiten des menschlichen Geistes zu leben.

Wort

Ich entscheide mich für das Leben in Wahrheit, Schönheit, Güte und Einheit.

Tat

Mein Schöpfer hat die Naturgesetze in mich hineingelegt.

---

[163] Sammlung und Bewusstsein werden hier erstmalig als Dreierschritt formuliert.

Bewusstsein

Theorie

Bewusstsein ist das intellektuelle und intuitive Wissen des Menschen, das Wissen über objektive Wahrheiten und über andere Menschen.
Das Selbstbewusstsein ist das Wissen über sich selbst.[164]
Im Bewusstwerden seines Ursprungs erkennt der Mensch die Wahrheit: Der Schöpfer ist sein Ursprung. Für die Verwirklichung seiner Existenz ist das Bewusstsein des Ursprungs von grundlegender Bedeutung. In der Entscheidung für die Grundeigenschaften des Seins macht er sich sein Wissen zunutze. So wird Kreativität möglich.

Der Mensch findet seinen Weg, indem er sich orientiert

- an der Wahrheit: *Jemand* ist mein Schöpfer und der Schöpfer von allem.
- an der Einheit: Alles und alle sind miteinander verbunden.
- an dem Guten: Dadurch wird Fülle möglich.
- an der Schönheit: Die Schönheit in der Welt spiegelt die Schönheit des Schöpfers.

Praxis

Gedanke

Mein Schöpfer ist mein Ursprung.
Er liebt mich.
Er *kann* nur gut sein, denn es gibt in ihm keinen Mangel.
Er kann nur das Gute für mich wollen.

Wort

Ich kehre mich um zu meinem Ursprung.

Tat

Ich öffne mich der Liebe meines Schöpfers.

---

[164] vgl. Prof. Dr. Ivančić Tomislav, IV. Internationales Studium der Anthropologischen Medizin und der Hagiotherapie, Zagreb 2012

Information – als Struktur neu entdeckt[165]

Theorie

Prof. Dr. Ulrich Warnke, Saarbrücken, spricht in einer Vorlesung zur Quantenphysik über „Information und Energie, Grundbausteine des Lebens."

Er sagt dort: „Information ist ein *geistliches* Prinzip,..."[166]

Wenn *Information* ein geistliches, bzw. ein geistiges Prinzip ist, war es für mich logisch, dass es hier Verwundungen und Heilungsschritte geben musste. So formulierte ich Therapieschritte, die ich zuerst an mir selbst erprobte. Es zeigte sich als hilfreich, die Strukturen Sammlung und Bewusstsein in Verbindung mit der Struktur Information zu meditieren. So trat eine Verbesserung im Wahrnehmen, Hinhören und Zuhören ein.

Sammlung und Bewusstsein versetzen den Menschen in die Lage, Informationen wahrzunehmen, aufzunehmen, zu verarbeiten und ihnen Sinn und Bedeutung zu geben. Der Mensch kann Informationen verstehen und verarbeiten. Er kann Informationen speichern und ihnen Sinn und Bedeutung geben. „Die Wirklichkeit *konstruieren* wir erst *danach.*"[167] Das heißt, aus den unterschiedlichen Informationen formen wir unsere Wirklichkeit.

Beispiel

Schon die Information bevorstehenden Regens führt verschiedene Menschen zu unterschiedlichen Handlungsweisen und wird zu ihrer je eigenen Wirklichkeit. Dabei gibt es Millionen von Möglichkeiten. Die Quantenphysik spricht vom *Meer der Möglichkeiten.* Mein Bewusst-

---

[165] Im Laufe meiner Arbeit entdeckte ich diese Struktur und entwickelte Therapieschritte. vgl. auch Kapitel sieben

[166] Prof. Dr. Warnke Ulrich, „Information und Energie – die Grundbausteine des Lebens.", Rastatt, SR-Teleakademie, 18.12.2011, 8.00 Uhr

[167] Prof. Dr. Warnke Ulrich, „Information und Energie...", Rastatt, SR-Teleakademie, 18.12.2011, 8.00 Uhr

sein und die Informationen, die ich erhalte, sind die Grundlage zu Neuem, das ich schaffen kann.

Aus

- Information,
- Bewusstsein und
- Kreativität

schaffen wir die neue Wirklichkeit.

<u>Praxis</u>

Gedanke

Dadurch, dass ich der Information Sinn und Bedeutung gebe, wird Neues geschaffen. Ich muss jeder Information eine Bedeutung geben.
Wähle ich aus den vielen Deutungsmöglichkeiten eine aus, lege ich mich damit auf einen Sinn fest.
Festlegung ist Sinngebung.
Diese Festlegung eröffnet den Freiraum für Kreativität.

Wort

Ich *kann* Informationen wahrnehmen.
Ich *kann* Ihnen Sinn und Bedeutung geben.
Ich *kann* schöpferisch teilnehmen.

Tat

Ich bin bereit für die *Festlegung* auf Sinn.
Ich bin bereit für die Festlegung auf meinen Sinn,
auf meinen Lebenssinn.

Traumata

Theorie[168]

Von einem Trauma sprechen wir, wenn eine aktuelle äußere Situation wahrgenommen wird, die mit extremsten seelischen oder körperlichen Schmerzen verbunden ist oder Lebensgefahr bedeutet und aus der es absolut kein Entrinnen gibt.
Im Fall einer Traumasituation gibt es keinen Ausweg, z.B. bei Vergewaltigung, körperlicher Misshandlung, Geiselnahme, Folter, lebensbedrohlichem Unfall, Wohnungsbrand,...

Traumatisierten Menschen schadet es zusätzlich, wenn andere ihren Schmerz nicht ernst nehmen oder ihnen erklären, dass alles nicht so schlimm sei. Ihre Not vergrößert sich auch, wenn andere sich ihrem Jammern widersetzen und von ihnen verlangen, dass sie tapfer sein mögen.

Traumatisierte Menschen stehen in einer Situation des bewusst erlebten vollständigen Kontrollverlustes im Angesicht einer äußeren Gefahrensituation. Sie sind machtlos.
Dieser Super-GAU brennt sich in den Gedächtnisspeicher des Gehirns ein. Wenn der Mensch in einer späteren Situation meint, einen Alarmzustand zu erkennen, alarmiert das Gehirn alle Notfallzentren und ist auf diese Weise in der Lage, den gesamten Körper mitsamt Kreislauf, Herzschlag usw. in Bewegung zu setzen. Auf die äußere bedrohliche Situation kann er entweder mit einer besonderen Anstrengung, mit einer kämpferischen Reaktion oder mit dem schnellsten Weg in die Flucht antworten.

---

[168] vgl. Weyer, Marianne, Wochenendseminar „Fürchte dich nicht“ vom 17. – 18.03.2012 in Lebach, Luxembourg 2012, sowie Bauer Joachim, Das Gedächtnis des Körpers, S. 166-178

Durch das Traumaerlebnis behalten die Opfer eine bleibende Erhöhung ihrer Empfindlichkeit zurück. Sie reagieren auf Alltagssituationen von nun an viel empfindlicher als zuvor.
Nach Erleben eines Traumas ist der ganze Mensch ständig in Alarmbereitschaft. Er fühlt sich wegen seiner Traumata verletzt, entehrt, gefährdet, geängstigt und eingeengt.

Jedes Trauma ist mit einem tiefen Erschrecken verbunden.

Hier soll man auf den Schutz, die Zärtlichkeit und die Liebe des Schöpfers schauen, um so wieder Kraft zu bekommen.
Traumata können auch schon in der ersten Lebensphase entstehen.

Vision

- Es wird gelingen, einen Ausweg aus den Schmerzen zu finden.
- Mein Schöpfer ist mit mir.

<u>Praxis</u>

Gedanke

Ich bin in keiner Sekunde allein.
Ich bin aus meinem Schöpfer hervorgegangen.
Er erhält mein Leben.
Bei ihm bin ich in Sicherheit.

Wort

Mein Schöpfer war immer bei mir.
Er ist auch jetzt bei mir.
Er wird immer bei mir bleiben.

Tat

Ich öffne mich der Gegenwart meines Schöpfers.

Andere geistige Leiden[169]

Theorie

Leiden und Wunden können zu einem *Grundgefühl* werden.
Öffnet der Mensch den Blick für die Schöpfung in ihrer Überfülle, für die Schönheit in ihr und für das Gute im eigenen Leben und in seinen Mitmenschen, ändert sich sein Grundgefühl allmählich.
Auch die Vergebung kann eine Hilfe für den leidenden Menschen sein.

Praxis

Gedanke

Der, der mich ins Sein gestellt hat, schuf mich aus Liebe.
Mit meinen geistigen Augen sehe ich, wie der Schöpfer mich liebt.
In der Schöpfung sehe ich seine Überfülle.
Ich schaue auf die Schönheit der Schöpfung und des Menschen.

Wort

Ich entscheide mich, das Gute in meinem Leben zu sehen.
Ich entscheide mich für die Vergebung.

Tat

Ich öffne mich der Kraft und Macht meines Schöpfers.
Ich öffne mich seiner Liebe.

---

[169] Diese Struktur stammt aus den Anfängen der Hagiotherapie und wurde zu dieser Zeit ausführlich besprochen.

Objektive Wunde - als Struktur neu entdeckt[170]

Theorie

In den beiden vorangegangenen Strukturen haben wir über *Traumata* gesprochen und über *geistige Leiden*, bei denen Leiden zu einem Grundgefühl geworden sind.

Ein Trauma entsteht durch ein plötzliches und/oder heftiges Ereignis. Es ist mit einem tiefen Erschrecken verbunden und kann einen Menschen aus der Bahn werfen. Es überfällt die Betroffenen immer wieder urplötzlich in der Erinnerung.

Ich habe ein weiteres Phänomen entdeckt, zu dem ich in der Literatur keine Information gefunden habe. Hierbei handelt es sich um höchst leidvolle Lebenssituationen, in denen sich ein Drama abspielt. Oft werden in einer solchen Situation objektiv erkennbare Probleme abgetan mit Sätzen wie: „Das ist normal." „Das kommt oft vor." „Anderen geht es noch schlechter." „Es ist nicht so schlimm", obwohl es offensichtlich sehr schlimm ist. Es handelt sich dabei um eine Beruhigung von etwas, was man nicht beruhigen kann.

Gleichzeitig liegt eine Situation vor, die man manchmal auch nicht ändern kann. Das Leid besteht tatsächlich, also objektiv.

Dieses Phänomen nenne ich Leid aus objektiver Sicht oder objektives Leid.

Leid aus objektiver Sicht kennzeichnet ein eigenes Erleben, welches der Mensch immer wieder, teilweise sogar scheinbar emotionslos, erzählt. Es handelt sich um Geschehnisse oder Zustände, die andere Menschen durchaus als Problem oder Wunde erkennen, der Betroffene selbst aber nicht.

---

[170] Im Laufe meiner Arbeit entdeckte ich diese Struktur und entwickelte Therapieschritte.

Zur eigenen Klärung kann man sich hierzu folgende Fragen stellen:

Beschäftigt mich diese Lebenssituation aus der Vergangenheit irgendwie ständig?
Erzähle ich es den Menschen immer wieder einmal?
Erzähle ich es immer wieder, weil das *mein Leben* ist, zu meinem Leben gehört?
Leide ich auf eine stille Art darunter?
Erwarte ich von mir selbst, dass ich damit klar komme?
Halte ich es aus, weil es eben nicht zu ändern ist?
Sage ich mir selbst, es sei *nicht schlimm*, um mich damit abzufinden?
Habe ich mich innerlich eingerichtet, mit dieser Wunde zu leben?
Sagen andere mir, es sei nicht so schlimm, um mich zu trösten?

Wenn diese Fragen weitgehend mit Ja beantwortet werden, so kann es sich hier um Leid aus objektiver Sicht handeln.
Die Betroffenen meinen selbst, es sei „normal“. Sie haben sich mit dem Leid arrangiert, um zu leben oder um zu überleben.
Auf der psychophysischen Ebene ist das Verdrängen dieser Not eine Überlebensstrategie.
Auf der Ebene der Geistseele dürfen wir sehen, dass solche Wunden heilen können.

<u>Beispiel 1</u>

Auch im Beispiel des bereits erwähnten Mannes, der in Kindertagen den Tod seines Brüderchens erlebt hatte, liegt ein Leid aus objektiver Sicht vor. Obwohl er als Kind sehr geliebt worden war, hat sein Geist das plötzliche Fehlen des Brüderchens wahrgenommen. Seine Geistseele fragte sich „Was ist passiert?“ „Wo ist er?“ „Bin ich schuld?“

Auch wenn er diese Belastung subjektiv nicht bewusst erlebt hat, liegt sie doch objektiv vor.

Beispiel 2

Eine Mutter erlebte die schwere Erkrankung ihres Kindes und Hilfe war nicht in Sicht. Sie wurde gefragt: „Wie hältst du das aus?“ Die Antwort war: „Na, es ist doch mein Kind. Ich liebe es ja und deshalb halte ich es aus.“ Subjektiv und objektiv war es ganz normal, total für das Kind da zu sein, weil es die Mutter brauchte.

In den folgenden Jahren zeigte sich, dass es zwischen der Mutter und dem herangewachsenen Kind keinen Zugang zum Gespräch gab. Auf der Suche nach Hilfe wählte sie auch die Schritte der Hagiotherapie, aber die Kommunikationslosigkeit blieb. Erst als dieser Frau deutlich wurde, sie sei als Mutter eine „beleidigte“ Mutter, d.h. eine Mutter, die im Blick auf ihr Kind großes Leid ertragen hatte und *hierfür* hagiotherapeutische Schritte machte, ging der Prozess der Heilung weiter. Sie erkannte und anerkannte, dass es sich hier um eine Wunde handelte, denn auch sie hätte gerne, wie andere Mütter, normal und fröhlich mit dem Kind gelebt.

Subjektiv war es ganz normal, sich um dieses Kind zu kümmern.
Objektiv gab es eine Wunde, die ihre Spuren hinterlassen hatte.

Praxis

Gedanke

Es gibt Lebenssituationen, die wir nicht beeinflussen können, die aber ein Leid für uns sind, die unseren Geist verwunden.

Wort

Mein Schöpfer war auch in meinem Leid bei mir.
Mein Schöpfer wird immer bei mir sein.
Mein Schöpfer ist die Quelle meiner Kraft.

Tat

Ich öffne mich der Gegenwart meines Schöpfers.

Falsche Einstellungen [171]

Suizidgedanken – Suizid (Untergruppe zu „geistige Leiden“)

Theorie

Ein Mensch mit Suizidgedanken will *so* nicht mehr weiterleben.
Im Tiefsten will er in ein besseres Leben eintreten.
In seinem tiefsten Wesen ist der Mensch unzerstörbar.
Verborgen unter seiner Ausweglosigkeit liegen die Kräfte seines Geistes.
Durch die Meditation durch die Lebensphasen können diese Kräfte allmählich wieder aktiviert werden.
Solange der Mensch lebt hat er die Möglichkeit, aus seinen Problemen herauszukommen.
Auch der folgende Dreierschritt kann eine Hilfe sein.

Praxis

Gedanke

Solange ich lebe gibt es die Möglichkeit, aus den Problemen herauszukommen.
Es gibt auch in meinem Leben das Gute.

Wort

Ich schaue auf die guten Dinge in meinem Leben.
Mein Schöpfer ist immer bei mir.

Tat

Ich schaue auf die Liebe meines Schöpfers.

---

[171] Diese Struktur stammt aus den Anfängen der Hagiotherapie und wurde zu dieser Zeit ausführlich besprochen.

Thema Angst[172]

Theorie

Es gibt keinen Menschen, der nicht unter irgendeiner Angst leidet. Aber das Maß der Ängste ist sehr unterschiedlich. Es ist unter Umständen notwendig, zusätzliche Hilfe auf der psychophysischen Ebene zu suchen.

Das Wesen der Angst ist, dass der Mensch auf eine bestimmte Lebenssituation hin oder zu Menschen kein Vertrauen hat.

Weil jeder Mensch begrenzt ist, besteht immer die Möglichkeit, dass Menschen einander verletzen. Dies geschieht aufgrund ihrer eigenen Grenzen, nicht weil sie böse sind. Wo Zweifel an der Güte eines Menschen aufkommen, wächst die Angst.

Ängste können aber auch schon in der Schwangerschaft und in den ersten Jahren entstehen, in der Zeit des Unbewussten und Unterbewussten. Sie wirken so in viele spätere Lebensumstände hinein.

Angst ist etwas den Menschen sehr Belastendes.
Der Weg von der Angst ins Vertrauen sollte in kleinen Schritten gegangen werden.
Es geht nicht um eine Leistung, sondern um ein Sich – öffnen und ein Geschehen – lassen.

Die Meditation durch die Lebensphasen ist *eine* Hilfe.
Die Arbeit an anderen Organen und Strukturen der Geistseele verstärkt das Vertrauen und ist damit eine *andere* Hilfe gegen die Angst.
Der folgende Dreierschritt ist ein *weiterer* Weg aus der Angst heraus.
Immer ist es wichtig, zunächst auf die geistige Ebene zu steigen und in der Gegenwart des Schöpfers zu verweilen.

Praxis

[172] vgl.: Vrdoljak Silva Mentoren Schulung, Würzburg, März 2014

Gedanke

Das Gegenteil der Angst ist das Vertrauen. Der, der mich ins Leben gestellt hat, vertraut mir.
Er hat mir die Fähigkeit gegeben, das Gute zu sehen, zu bewahren und zu tun.
Im Blick auf das Gute können die Ängste langsam schwinden.
Jeder Mensch hat in seiner Geistseele bewusst oder unbewusst die Erfahrung des Vertrauens, der Güte und der Liebe.

Wort

Ich entscheide mich für die Güte, die Liebe und das Vertrauen.

Tat

Ich trete ein in die Liebe des Schöpfers.

Ahnen [173]

Theorie

Negative Bindungen an Vorfahren belasten oft und können auf der Ebene der Geistseele Heilung erfahren. Auf der geistigen Ebene gibt es so etwas wie „Vererbung“. Zum Beispiel kann bei Suchtverhalten die Anlage zur Sucht vererbt werden. So kann der Urgroßvater starker Raucher gewesen sein, der Großvater Alkoholiker, der Vater wieder Raucher. Der Sohn hat Glück und wird übersprungen. Dann ist der Enkel vielleicht spielsüchtig und der Urenkel drogenabhängig.

Exkurs

Heute bestätigen die Neurowissenschaften, dass positive und negative Muster, die in den Zellen der Eltern gespeichert sind, auf die Kinder und Kindeskinder übertragen werden können.[174]

Es geht also um Abhängigkeiten und um das Verschließen genetisch negativer Quellen, zum Beispiel der Quelle des Hasses.

Der Weg zu größerer Freiheit liegt darin, den Ahnen zu verzeihen.
Indem ich ihre Situation zu verstehen suche und das Gute, dass es auch in ihrem Leben gab, sehe, finde ich zur eigenen Freiheit. In dieser Freiheit von negativen Bindungen an die Ahnen werden auch sie im Geist frei.

---

[173] Diese Struktur wurde in den Anfängen der Hagiotherapie ausführlich besprochen.
[174] vgl.: Bauer Joachim, Das Gedächtnis des Körpers, Wie Beziehungen und Lebensstile unsere Gene steuern, S. 11

Praxis

Gedanke

Die Freiheit von negativen Bindungen an die Ahnen finde ich, wenn ich

- die Ahnen liebe, das heißt, wenn ich mich bemühe ihre Situation zu verstehen.
- gut über sie denke.
- mich bemühe, das Gute in ihrem Leben zu sehen.
- den Ahnen vergebe, denn auch sie waren begrenzte Menschen.
- sie um Vergebung bitte für meine negative Haltung ihnen gegenüber, für mein negatives Denken und Reden.
- ihnen Frieden wünsche.

Nähern Sie sich diesem Thema in aller Behutsamkeit, besonders wenn sie durch Ahnen sehr verletzt sind.

Wort

Der Schöpfer liebt mich und euch.
Der Schöpfer hat mir und euch das Leben gegeben.
Ich entscheide mich, gut über euch zu denken.

Tat

Mein Schöpfer liebt mich und meine Vorfahren.

Die Ausarbeitung folgt wieder dem Inhaltsverzeichnis von 2010.

Symptomatischer Bereich

Theorie

Die Ursachen für *Symptome* auf der Ebene des Geistes können erstens in einer psychophysischen Erkrankung liegen. Zum Beispiel können körperliche Schmerzen auf der geistigen Ebene zu Aggressivität führen.
Zweitens kann die Ursache des Mangels in einer Verletzung, in einem Leid aus der Vergangenheit liegen, das die Geistseele verwundet hat. Aufgrund dieser andauernden Wunde kann der Mensch psychisch oder körperlich krank werden. Die Ursache dieser Krankheit liegt jedoch in der Geistseele. Wenn die Geistseele geheilt wird, kann es geschehen, dass die Symptome auf der psychophysischen Ebene sich bessern oder heilen.

Die ständige Stärkung der Geistseele kann sich positiv auf Körper und Psyche auswirken.

Praxis

Gedanke

Wir sind das, was wir sein können und nicht das, was wir sind.
Der feste Glaube an das Gute ist entscheidend.
Jeder gute Gedanke heilt.
Jedes gute Wort heilt.

Wort

Ich entscheide mich für gute Gedanken und helle Visionen.
Ich glaube, dass ich sein werde, was ich sein kann.

Tat

Ich werde das, was ich sein kann.

Typen – Arten der Leiden

Leiden im Bereich des Erkennens – kognitiv

Theorie[175]

Der Mensch braucht

- die Wahrheit über sich selbst, über den Schöpfer, über die Welt.
- logische Argumente.
- das Nachdenken über die Wahrheiten des Lebens.
- das Nachdenken über die Wahrheiten der Schöpfung.
- die Erfahrung der Liebe.

Wenn der Mensch das Wissen um seinen Ursprung, um seinen Schöpfer, der ihn aus Liebe erschaffen hat, vertieft, kann er sich neuen Erkenntnissen öffnen. So entdeckt er den Sinn seines Lebens und weiß, wo sein Platz ist und wofür er lebt.
Um kreativ zu sein, braucht der Mensch ein Ideal.

Praxis

Gedanke

Der Mensch ist ein Projekt, das sich entwickeln und groß werden kann. Er vermag weiterzugehen zu dem, was er neu erkennen kann.

Wort

Ich strecke mich nach dem aus, was ich sein kann.

Tat

Ich bin Projekt.
Ich werde, was ich werden kann.

---

[175] vgl. Tiefenthaler Sr. M. Renate, Zusammenfassende Ausarbeitung zum II. Internationalen Studium der Hagiotherapie in Zagreb, Rosenheim 2010

Typen – Arten der Leiden

Leiden im Bereich des sich Entscheidens – axiologisch

Theorie[176]

Entschieden das Gute leben heißt,

- nach den Werten der Güte, der Wahrheit und der Liebe zu leben.
- die grundlegenden Gesetzlichkeiten des Lebens zu beachten.

Im Gewissen als der „Stimme des Lebens" sind diese Gesetzmäßigkeiten ablesbar.

Praxis

Gedanke

In meinem Gewissen kann ich die Stimme des Lebens ablesen.
Das Gute baut das Leben auf, das Böse zerstört es.

Wort

Ich kann mich immer wieder neu entscheiden.
Ich entscheide mich für das Gute, die Wahrheit und die Liebe.

Tat

Ich nehme meine Freiheit zur Entscheidung an.

---

[176] vgl. Tiefenthaler Sr. M. Renate, Zusammenfassende Ausarbeitung zum II. Internationalen Studium der Hagiotherapie in Zagreb, Rosenheim 2010

Typen – Arten der Leiden

Leiden im zwischenmenschlichen Bereich – interpersonal

Theorie

Bei zwischenmenschlichen Problemen ist der Mensch durch Hass und Rachsucht an das Negative gebunden. Verzeihung unterbricht diese Kette. Entschließt der Mensch sich, einen anderen nicht zu verurteilen, findet er Ruhe. Dies erfordert Geduld und Ehrlichkeit mit sich selbst.

Machen Sie alle Schritte auf der Ebene des Geistes. Gehen Sie behutsam vor. Lassen Sie sich Zeit, bis keine Blockaden mehr da sind.

Schon die bewusste Entscheidung es *tun zu wollen*, ist ein erster Schritt. Dabei kommt es nicht auf die Gefühle an. Eine solche bewusste Entscheidung kann der Beginn der Heilung sein.

Manchmal muss man diese Entscheidung mehrfach wiederholen, um dann langsam zu den Folgeschritten überzugehen.

Wenn Heilung geschehen soll, sind folgende Schritte notwendig:

- Ich entscheide mich zu vergeben.
  Ich sage dem, der mich verletzt hat, im Herzen:
  „Ich will dich nicht verurteilen. Ich verzeihe dir.
  Verzeihe du auch mir, denn ich habe dich durch mein negatives Denken auch verletzt."
- Ich mache mir bewusst, dass in den Tiefen dieses Menschen Liebe für mich ist.
- Ich bedanke mich: „Es ist schön, dass es dich gibt."

Gedanke

Wenn ich dem anderen verzeihe, wird die Kette von Hass und Rachsucht unterbrochen. Dann nehme ich das Negative nicht an. Ich binde mich nicht an das Negative und ich binde den anderen nicht an das Negative.
Sage in deinem Herzen: „Ich will dich nicht verurteilen.“

Wort

Ich spreche im Herzen aus:
„Hab keine Angst, ich verzeihe dir von Herzen.
Verzeih du auch mir, denn ich habe dich auch verletzt.
Deine Tiefe liebt mich.
Meine Tiefe liebt dich auch.
Von jetzt an will ich dich lieben und schätzen.
Danke, dass es dich gibt.“

Tat

Ich binde mich an das Gute.

Typen – Arten der Leiden

Leiden im religiösen Bereich

Theorie

Religiosität bezeichnet die Fähigkeit des Menschen, die Anwesenheit des Schöpfers zu registrieren und mit ihm zu kommunizieren. Es scheint, als sei Religiosität ein Raum, durch den der Schöpfer in alle anderen Bereiche und Fähigkeiten des Menschen gelangt. Durch seine Religiosität ist der Mensch imstande, all seine Kräfte einzusetzen, um seinen Schöpfer und mit ihm alle Möglichkeiten für sein Leben zu finden.

Wenn der Mensch den Schöpfer an die erste Stelle setzt, findet er Orientierung und Frieden.
Zu den Platzhaltern anstelle des Schöpfers gehören Idole, von Menschen gemachte Götter, die vielfältigen Formen der Esoterik, Magie… Der Mensch öffnet sich Ideologien und Philosophien, die ihn vom Guten abbringen.
Professor Ivančić empfiehlt, auf Jesus als *geschichtliche* Person zu schauen. Vor 2000 Jahren ging dieser Mann aus Nazareth, wie alle Menschen, über diese Erde.
Was berichtete er über den Schöpfer?
Was tat Jesus als Mensch?
Wie verhielt er sich?
Durch das Wirken Jesu als Person erkannten die Menschen das *Wesen* des Schöpfers. In seiner Zuwendung und Fürsorge erkannten sie zum Beispiel die Liebe des Schöpfers.
Die Grundausrichtung auf den Schöpfer führt den Menschen zur eigenen Mitte und zur Heilung.[177]

---

[177] Neue Forschungen sprechen davon, dass der Mensch als Folge des Verlustes dieser Grundausrichtung gesundheitliche Probleme bekommen kann.
vgl. Dr. Beck Matthias, Der Krebs und die Seele, Gen – Geist – Gehirn – Gott, Schöningh, Paderborn 2004

Praxis

Übung 1

Gedanke

Wenn ich mich meinem Schöpfer zuwende, finde ich Orientierung. Ich erkenne, dass ich nie allein war, bin oder sein werde. Ich sehe das Gute in meinem Leben.

Wort

Ich wende mich meinem Schöpfer zu.
Ich entscheide mich für das Gute, das er mir geben will.

Tat

Ich öffne mich der Güte meines Schöpfers.

Übung 2

Gedanke

Um zur Mitte des eigenen Lebens zu finden ist es notwendig,

- sich von allen Platzhaltern des Schöpfers loszusagen.
- dem Schöpfer in der Mitte des eigenen Herzens Raum zu geben.

Wort

Ich treffe eine Entscheidung für alles Gute.

Tat

Ich öffne mein Herz für meinen Schöpfer.

Gewohnheiten

Theorie

Wenn der Mensch das Gute und Schöne wählt, es betrachtet und in sich einschreibt, verlässt er schlechte Gewohnheiten.
Ein Kampf gegen schlechte Gewohnheiten führt nicht zum Ziel, da der Mensch im Geist auf das Negative ausgerichtet bleibt.
Das Projekt, das Ideal muss attraktiver sein als die schlechte Gewohnheit.
Wichtig sind die Motivation und die Entscheidung.

Es geht um den Wechsel

- vom Bösen zum Guten,
- von der Lüge zur Wahrheit,
- von der Hässlichkeit und Verzerrung zur Schönheit,
- vom Hass zur Liebe,
- von der Zerrissenheit zur Einheit.

Das Ideal als *Projekt* führt in die Freiheit.

Praxis

Gedanke

Es ist nicht möglich, die Dunkelheit aus einem Raum zu vertreiben.
Wir müssen ein Licht anzünden.
Gleiches gilt von negativen Gewohnheiten.

Wort

Ich bin bereit für den Wechsel zur Wahrheit, zur Einheit, zur Schönheit und zur Güte.

Tat

Ich richte mein Inneres nach der Wahrheit, der Einheit, der Schönheit und dem Guten aus.

Stärkung der Geistseele im Prozess der Heilung

Theorie[178]

Das Bild, das der Mensch von seinem Ursprung hat, kann durch viele Einflüsse zerstört sein.

Der Schöpfer kann aus den Bruchstücken eines Lebens ein gutes Ganzes gestalten, auch wenn der Mensch den Sinn einer Situation heute noch nicht erfasst.

Der Schöpfer kennt den großen Zusammenhang.

Praxis

Gedanke

Der Schöpfer ist derjenige, der alles am Leben erhält.
Als der ganz Gute will er die Fülle des Lebens für alle Menschen, auch für mich.

Wort

Ich überdenke das Bild, das ich von meinem Schöpfer habe, immer wieder neu.
Ich entscheide mich, die Liebe des Schöpfers anzunehmen.

Tat

Ich öffne mich meinem Schöpfer.

---

[178] vgl. Tiefenthaler Sr. M. Renate, Zusammenfassende Ausarbeitung zum II. Internationalen Studium der Hagiotherapie in Zagreb, Rosenheim 2010

Heilung vom inneren Kern heraus

Theorie

Nicht immer kann man die Ursache eines Problems klar definieren. Aber im Inneren eines jeden Menschen liegt sein heiler Kern. Von diesem inneren, gesunden Kern heraus ist immer Heilung möglich.

Dazu gehört

- die Heilung der *Wunden*,
- die Heilung der *Erinnerungen* an die Wunden,
- die Heilung der *Reaktionen* auf die Wunden.

Praxis

Gedanke

Im inneren Kern hat jeder Mensch einen Raum, der gesund ist. Von diesem inneren Kern heraus kann jeder Mensch gesund werden. Hier kann man immer beginnen. Negative Gedanken hemmen die Heilung. Ich übe mich darin, auf das Positive zu sehen.

Wort

In meinen Tiefen ist mein heiler Kern.
Ich kann an diese Tiefen rühren.

Tat

Von meinem heilen Kern aus dürfen meine Wunden heilen.

Zur Unterstützung der Arbeit an der Geistseele empfiehlt Frau Erika Pecher folgende Schritte zur täglichen Meditation [179]

1. Ich bin einmalig und in dieser Einmaligkeit bin ich kostbar, weil mein Schöpfer mich liebt.
2. Ich habe erfahren, dass das Leben in der Wahrheit, der Schönheit, der Einheit und im Guten mir einen großen inneren Frieden schenkt.
3. Ich habe erkannt, dass mein Schöpfer immer bei mir ist.
   Egal wie schwer etwas ist, mit dieser Erkenntnis schaffe ich alles.
4. Ich lasse alles los, was meinen Frieden mit dem Schöpfer stört.
5. Ich sage ja zu mir und meiner Lebensgeschichte.
6. Ich versöhne mich jeden Tag mit mir und meinen Mitmenschen und mit meinem Schöpfer.
7. Mein Körper ist vergänglich, meine Geistseele unsterblich.

[179] vgl. Pecher Erika, „Im Anfang war ...“ S. 16

Am Ende dieser Ausführungen erzähle ich eine kurze Geschichte

Ich habe sie irgendwo gelesen und aus dem Gedächtnis aufgeschrieben.

Ein Mann berichtet: Als ich ein kleiner Junge war, lebte ich mit den Eltern im Wald, weit weg von jeder Zivilisation. Den ganzen Tag verbrachte ich in der Nähe der Mutter und unserer kleinen Blockhütte und spielte und streifte durch den Wald. Der Vater war Waldarbeiter und den ganzen Tag draußen. Aber gegen Abend, wenn es begann dunkel zu werden, musste ich im Haus sein. Den ganzen Tag wartete ich auf den Vater. Aber zu dieser Tageszeit kam eine innere Unruhe, eine Erwartung auf seine Heimkehr über mich. Ich wusste genau: Jetzt würde der Vater bald kommen. Ich konnte diese Spannung fast nicht aushalten, bis ich ihn endlich hörte und er dann zur Tür herein kam.

Nie am Tag gab es eine Stunde wie diese, wenn mein Vater mich umarmte und mir mit seinen rauen Händen über den Rücken fuhr. Oftmals waren seine Hände von der Waldarbeit so rau, dass mir dabei blutige Striemen auf dem Rücken entstanden.

Doch es gab nie eine bessere Stunde am Tag. Und es gab keinen Tag, an dem ich dieser Stunde nicht entgegenfieberte.

Jeder Tag, an dem ich so meinem Vater begegnete, war ein guter Tag.

6. Kapitel: Unterscheidung der Anthropologischen Medizin mit der Methode der Hagiotherapie zur Psychologie - dargelegt an Aussagen der Logotherapie

Im Lehrbuch der Logotherapie schreibt Elisabeth Lukas über die unterschiedlichen Akzente der Psychotherapie Folgendes:

Es gibt eine einfache Faustregel, um sich die Akzente der drei großen Psychotherapiegruppierungen nach amerikanischer Einteilung zu merken. Sie lautet: „Die Psychoanalyse erachtet den Menschen als ein ‚abreagierendes Wesen'; die Verhaltenstherapie erachtet ihn als ein ‚reagierendes Wesen'; und die Logotherapie erachtet ihn als ein ‚agierendes' Wesen [sic] .... Das freie Agieren-können lässt die Willensfreiheit des Menschen anklingen, die in der Logotherapie hochgehalten wird." [180]
Bei den verschiedenen Varianten „Humanistischer Psychologie" wird die Selbstverwirklichung als das höchste Ziel menschlichen Daseins anerkannt. Dies gilt nicht für die Logotherapie. Obwohl sie zu den Humanistischen Psychologien gerechnet wird, steht hier die *Selbst-transzendenz* des Menschen über dem Ziel der Selbstverwirklichung.[181] „Allein, wer sich ... die Selbst-Verwirklichung zum Ziel setzt, übersieht und vergisst, dass der Mensch letzten Endes nur in dem Maße sich verwirklichen kann, in dem er einen Sinn erfüllt -..."[182]

Die Selbstverwirklichung stellt sich, so die Logotherapie, im Sinne einer Nebenwirkung ein, ist aber nicht die Zielsetzung.
Ist die Frage nach Selbstverwirklichung gekoppelt an die Frage des Lustgewinns, bleibt sie auf der psychophysischen Ebene gefangen. Ist

---

[180] Lukas Elisabeth, Lehrbuch der Logotherapie, S. 15
[181] vgl. Lukas Elisabeth, Lehrbuch der Logotherapie, S. 14f
[182] Lukas Elisabeth, Lehrbuch der Logotherapie, S. 15

sie gekoppelt an den Gedanken der Sinnfindung, berührt sie die geistige Ebene des Menschen.[183]

Die geistige Ebene beschreibt E. Lukas wie folgt:

„Am besten lässt sich das Geistige als ‚Bewegung' definieren, wenn auch nicht als Bewegung im Raum, sondern als Bewegung im Sein. … Er (der Geist) kann nicht krank werden, aber in seiner ‚Beweglichkeit' durch organismische Krankheit eingeschränkt und behindert sein. Er kann aber auch trotz organismischer Gesundheit irren und fehlen, und trotz organismischer Krankheit Hervorragendes zustande bringen. Materie, und in einem mit ihr der menschliche Organismus, hat mit Gesundheit und Krankheit, Geburt und Tod zu tun; Geist hingegen hat mit richtig und falsch, Sinn und Widersinn zu tun."[184]

Unsere Wohlstandsgesellschaft vermag praktisch alle Bedürfnisse des Menschen zu befriedigen, nur der *Wille zum Sinn*, das Sinnbedürfnis des Menschen, geht leer aus.[185]

Viktor Frankl, der Begründer der Logotherapie, „verstand den Menschen als ein Wesen, das sein Leben sinnvoll gestalten möchte und seelisch erkranken kann, wenn sein *Wille zum Sinn* frustriert wird."[186]

Die Logotherapie geht davon aus, dass der Sinn objektiv „da ist". Er kann nicht erfunden werden. Der Sinn kann immer nur gefunden werden. Sinn *ist* in der Welt, nicht bloß in unserem Bewusstsein. Viktor Frankl spricht vom Abglanz eines unser aller Begreifen übersteigenden „Übersinns" und Elisabeth Lukas vergleicht diesen

---

[183] vgl. Frankl Viktor bei Lukas Elisabeth, Lehrbuch der Logotherapie, S. 15

[184] Lukas Elisabeth, Lehrbuch der Logotherapie, S. 222f
„Der Philosoph Michael Rappenglück hat das Geistige einmal mit einem Tanz verglichen. Der Tanz ist, was sich zwischen den Tänzern abspielt, und das Geistige ist, was sich zwischen Mensch und Welt abspielt. Die Tänzer können krank werden, nicht aber der Tanz. Der Tanz kann lediglich misslingen. Er kann misslingen wegen der Krankheit einiger Tänzer, wenn die Bewegungen in eine falsche Richtung laufen. Ähnlich ist es beim menschlichen Geist."

[185] vgl. Frankl bei Lukas Elisabeth, Lehrbuch der Logotherapie, S. 183

[186] Frankl bei Lukas Elisabeth, Lehrbuch der Logotherapie, S. 14

„Übersinn" mit einem sämtliche Lichter der Erde überragenden Feuerball, aus dem der Sinn wie der Sonnenstrahl ein Funke ist.[187]

Im Blick auf die Therapie erläutern sie: „Es geht nicht darum, dass wir dem Patienten einen Daseinssinn geben, sondern einzig und allein darum, dass wir ihn instand setzen, den Daseinssinn zu finden, dass wir sozusagen sein Gesichtsfeld erweitern, so dass er des vollen Spektrums personaler und konkreter Sinn- und Wertmöglichkeiten gewahr wird. (Frankl, 55)"[188]

Dies geschieht unter anderem anhand der Methoden der Einstellungsmodulation und des Sinn-Sensibilisierungstrainings, die ich kurz an folgender Situation erläutern möchte:

Durch einen Schicksalsschlag erleidet der Mensch einen Wertverlust.

Die Logotherapie sagt dazu in der *Einstellungsmodulation*:

Der Mensch kann sich innerlich auf unterschiedliche Art und Weise zu dieser neuen Situation einstellen. Entscheidend ist, *wie* er sich zu den neuen Umständen einstellt, wie er sie aushalten und akzeptieren kann. Auf diesem Weg kann der Mensch neue Werte in sein Leben hineinschaffen.[189]

Die Logotherapie sagt dazu im *Sinn-Sensibilisierungstraining*:

Der Mensch kann den Blick dafür öffnen, welche Wahlmöglichkeiten die neue Situation ihm lässt und wo seine Freiräume liegen. Dadurch kann er die sinnvollste seiner Möglichkeiten erkennen und verwirklichen.[190]

Die Logotherapie zeigt als hilfreichen Weg auch die *Paradoxe Intention*.[191] Mit Hilfe humorvoller Gedanken befreit der Mensch sich zum Beispiel aus seiner Angst und nimmt ihr damit „den Wind aus den

---

[187] vgl. Frankl Viktor, Lukas Elisabeth, Lehrbuch der Logotherapie, S. 191
[188] Frankl Viktor bei Lukas Elisabeth, Lehrbuch der Logotherapie, S. 194
[189] vgl. Lukas Elisabeth, Lehrbuch der Logotherapie, S. 178 -180
[190] vgl. Lukas Elisabeth, Lehrbuch der Logotherapie, S. 190f
[191] vgl. Lukas Elisabeth, Lehrbuch der Logotherapie, S. 130f

Segeln“. Er kann zum Beispiel denken oder sagen: „Ach, Angst, bist du auch wieder da? Wir kennen uns doch.“ Dies führt zu einem Schmunzeln oder Lächeln und die Angst verliert ein Stück mehr an Einfluss.
Hat ein Mensch ein festes Ziel, erlebt aber immer wieder Hindernisse bei der Durchführung, sodass er seinen Plan nicht zu realisieren vermag, kann er sagen: „Ja und! Dann ist es eben so.“ So lösen sich Verkrampfungen und innere Anspannung. Er wird bereit für das Scheitern seines Planes, bleibt aber gleichzeitig offen für das Gelingen.
So beachtet Logotherapie mit ihren Aussagen und Feststellungen einerseits die Ebene des Geistes, andererseits ist ihre Methode eine Methode der Psychologie.

Dies führte mich zu folgenden Überlegungen:

Da Logotherapie ganz konkrete Therapieschritte geht, die helfen, den Sinn wiederzufinden, den Sinn zu heilen, müsste es aus Sicht der Anthropologischen Medizin und der Hagiotherapie auf der Ebene des Geistes Mangel im *Sinn* geben.

Was wären dann die entsprechenden hagiotherapeutischen Schritte zur Heilung der Geistseele?

Sinn – als Struktur neu entdeckt[192]

Theorie

Sinn ist immer schon da. Er will *ge*funden werden.

Wir müssen unterscheiden zwischen Mangel an Sinn durch *Lebenssituationen* und Mangel an Sinn durch *Entscheidungen.*

Kraft seines *Willens zum Sinn* kann der Mensch seinen Blick auf die Möglichkeiten lenken, die ihm bleiben. Damit verhindert er die „Entstehung von Leidketten“ [193] und öffnet den Blick für positive Chancen.

Der Mensch kann sich aufgrund seiner *Freiheit des Willens* auf neue Werte einstellen. Er *ist* frei, Entscheidungen zu treffen.

Im Menschen liegt das *Wissen* um seinen Sinn, um *seinen Lebenssinn.* Leid *kann* ein Anstoß für einen inneren Reifungsprozess sein.

---

[192] Im Laufe meiner Arbeit entdeckte ich diese Struktur und entwickelte Therapieschritte.
[193] Lukas Elisabeth, Lehrbuch der Logotherapie, S. 177

Praxis zu *Mangel an Sinn durch Lebenssituationen*

Gedanke

Mein Leben hat einen tiefen Sinn. Ich habe eine Aufgabe auf dieser Erde. Ich bin für ganz bestimmte Menschen da. In meinem gesunden inneren Kern weiß ich um meinen Sinn. Für mein Dasein gibt es gute Gründe.

Wort

Ich bin wertvoll, weil der Schöpfer mich gewollt hat.
In meinen Tiefen trage ich meinen Lebenssinn.

Tat

In meinen Tiefen entfaltet sich mein Sinn.

<u>Praxis zu *Mangel an Sinn durch Entscheidungen*</u>

Gedanke

Der Mensch bestimmt durch Entscheidungen seinen Lebenssinn mit. Wenn seine Entscheidungen ihn vom Sinn seines Lebens abtrennen, entsteht eine innere Leere, ein „inneres Vakuum“.[194] Aufgegebene Ideale führen zu Resignation. Der Mensch kann aber jederzeit eine neue Entscheidung treffen.

In jedem Augenblick kann er die Verbindung mit dem Schöpfer neu suchen und so wieder Sinn finden.

Wort

Ich entscheide mich für das Leben im Guten.
Ich finde meinen Lebenssinn.

Tat

Ich strecke mich aus nach dem Sinn.

---

[194] Lukas Elisabeth, Lehrbuch der Logotherapie, S. 151

7. Kapitel: Mikro- und Makrotherapie in der Anthropologischen Medizin und der Hagiotherapie

Wenn einzelne Menschen Mangel in ihrer Geistseele erleben und Hilfe in der Anthropologischen Medizin und der Hagiotherapie finden, sprechen wir von *Mikrotherapie*.
Werden die geistigen Leiden einer Gruppe oder eines Volkes in den Blick genommen, sprechen wir von *Makrotherapie*.

Mikrotherapie - am Beispiel Asperger-Autismus

Asperger-Autisten kommen hauptsächlich nicht damit zurecht, *Informationen*, die sie erhalten, aufzunehmen und angemessen zu verarbeiten. Dieses Problem äußert sich bei den Betroffenen im Alltag sehr verschieden, ist also bei jedem anders gelagert und betrifft vor allem die sozialen und emotionalen Fähigkeiten.

Aufgrund der Unterschiedlichkeit der Schwierigkeiten kann hier sinnvoll nur mikrotherapeutisch, also in der Zuwendung zum Einzelnen, gearbeitet werden.

Beispiel 1

Ein Mann erhielt als über 50-Jähriger von einer Uniklinik die Diagnose „Atypisches-Asperger-Autismus-Syndrom“. Das bedeutet, dass dieser Mensch ein autistisches Syndrom nach der Beschreibung von Hans Asperger[195] hat, aber keinen Asperger-Autismus in seinem Vollbild.

Er bearbeitete auf seine ihm eigene Weise die in Kapitel fünf angebotenen Gedanken, Worte und Taten zur Struktur Information.

---

[195] Asperger Hans,1906-1980, Österreichischer Kinderarzt

Folgende Veränderungen zeigten sich:

- Dieser Mann hörte auf eine andere Art und Weise als bisher zu.
- Er konnte manche Aussagen, die er vorher gar nicht aufgenommen hatte, bewerten und beurteilen.
- Auch konnte er seine Erkenntnisse in die Tat umsetzen.
- Er begann, die Probleme anderer Menschen bewusster wahrzunehmen, zu bewerten und angemessene Gefühle zu entwickeln und diese auch zu zeigen.
- Nach Erfahrungen, die er mit seinem Vater gemacht hatte, stellte er die Überlegung an: „Habe ich meine Probleme, etwas richtig zu verstehen, vielleicht geerbt?“[196]

Dieses Aufnehmen von Informationen, ihr zielgerichtetes Verarbeiten und ihnen Sinn und Bedeutung zu geben, war für diesen Menschen ganz ungewöhnlich und neu.

Beispiel 2

Im Umgang mit einem zu 100 Prozent als Asperger-Autisten diagnostizierten Jungen machte ich folgende Erfahrungen:

Mehrfach sagte ich ganz persönlich aus ehrlicher Überzeugung zu ihm: „Es ist schön, dass es dich gibt. Du bist wertvoll.“

Nachdem ich so seine Strukturen Existenz und Person berührt hatte, suchte ich mit ganz einfachen Sätzen seine Struktur *Information* zur Heilung zu führen. (Du *kannst* etwas verstehen. Du *kannst* über etwas nachdenken. Dann *kannst* du daraus etwas lernen. Du *kannst* dich entscheiden, das Gute zu tun.)

Menschen mit Asperger-Autismus reagieren mit Ausreden, Verdrehungen und Beschönigungen, wenn sie etwas falsch gemacht

---

[196] An der Universitätsklinik Homburg/Saar wurde gerade eine Studie zu der Frage begonnen, ob Asperger-Autismus in der Anlage vererbt werden kann.

haben. Ihnen fehlt die Vorstellung, dass an ihrem Verhalten etwas unpassend oder falsch sein könnte.

Nachdem dieser Junge etwas falsch gemacht hatte, reagierte er sehr heftig.

Daraufhin führte ich mit ihm ein Einzelgespräch und sagte zu ihm:

„Ich gebe dir jetzt eine Information. Hörst du?“

„Ja!“

„Du hast etwas falsch gemacht. Jeder Mensch macht immer wieder einmal etwas falsch! Du auch. Jeder Mensch muss damit zurechtkommen, dass er etwas falsch macht und er muss es in irgendeiner Weise ausbaden. Zugeben hilft. Wegschieben verschlimmert. Du kennst das von deinen Schulkameraden. Wenn sie etwas falsch gemacht haben, müssen sie dafür geradestehen. Die Information heißt: Du kannst das auch! Du *kannst* für etwas geradestehen.“

Er schaute mich kurz an, dachte eine Weile nach und akzeptierte dann ohne weiteren Kommentar die notwendige Mitteilung an seine Mutter.

Überraschenderweise gesellte er sich anschließend zu anderen Kindern, die sich über sein Verhalten wunderten. Sie sagten: „N.N., was ist denn mit dir los??? Du spielst ja heute mit. Das hast du noch nie getan!“

Nach den Schritten mit dem Prinzip „Gedanke – Wort – Tat“ aus Kapitel fünf zeigte sich eine Verbesserung in der Bewertung und Bearbeitung von Informationen. Auch in der Folgezeit fand der Junge nach einer Zeit des Nachdenkens immer wieder eine Lösung für sein Problem. Voraussetzung dafür war das bewusste Ansprechen auf die Struktur Information hin: „Du weißt noch, was ich dir über Information gesagt habe?“

„Ja.“

„Ich gebe dir jetzt eine Information." Dann teilte ich ihm diese mit. Aufgrund der persönlichen, individuellen Ansprache auf die Information hin, konnte er sein altes Verhaltensmuster ändern.
Sicher ist dies kein grundsätzliches Heilmittel für Autismus. Hier beschreibe ich lediglich die Entdeckung, dass die Struktur Information bei diesen beiden Personen eine positive Veränderung auf der Ebene der Geistseele bewirkte.

Im Folgenden erwähne ich *weitere Strukturen* der Geistseele, die bei Asperger-Autismus verwundet sein können und dann in der Einzelarbeit der Heilung bedürfen.

Die *Person* kann aufgrund erlittener Ablehnung verwundet sein. Bevor ein Mensch überhaupt als Autist diagnostiziert wird, erlebt er eventuell eine Reduzierung seiner Person auf sein „Problem" und wird nicht mehr als Mensch mit vielen Fähigkeiten und Facetten wahrgenommen. Auf jeden Fall ist es sinnvoll, dieses Organ zu heilen.

Das Organ *Leben* kann bei Asperger-Autisten so tief verwundet sein, dass sie sich als wertlos erleben.

Die Struktur *Glaube* ist betroffen, wenn sie nicht *glauben,* wertvoll zu sein.

Die Grundlagen des menschlichen Lebens liegen im Wahren, Guten, Schönen und Einheit Schaffenden. Asperger-Autisten sind am liebsten mit sich allein und werden ungern gestört. Dadurch fällt es ihnen sehr schwer, sich in eine Gemeinschaft einzubringen. Hier kann ein Mangel in der Grundeigenschaft *Einheit* oder im Organ *Gemeinschaft / Geselligkeit* vorliegen.

Da Autismus vielleicht schon in einer frühen Lebensphase ausgebildet wird, bedarf auch die *Basis*, also die Zeit von der Empfängnis bis zum dritten Lebensjahr, der Heilung.

Eine Heilung der Beziehung zu den *Ahnen* ist hilfreich, da eine mögliche Vererbung zurzeit erforscht wird.

Gedächtnis / Erinnerung bedürfen der Heilung, da auch die Informationen der Ahnen und alle eigenen Erfahrungen gespeichert werden.

Der *Intellekt* bedarf der Heilung, da Asperger-Autisten eine Zusammenschau der Wirklichkeit kaum möglich ist.

Kreativität und Kultur sind verwundet, da Asperger-Autisten ihre festgelegten Strukturen nur schwer verlassen können.
Mangel im Bereich der *Kreativität* zeigt sich im geistigen Bereich auch im gestörten Sinn für *Ordnung* oder in einem übertriebenen Ordnungssinn.

Asperger-Autisten fehlt die Fähigkeit, zwischen Extremen auszuloten und die vorhandenen Dinge angemessen zu nutzen. Es gibt das Denkschema: Etwas ist da oder es ist nicht da. Die dazwischen liegenden Möglichkeiten erkennen sie nur schwer. So bedarf das Organ *Mäßigkeit* der Heilung.

Makrotherapie - ein Weg in Gemeinschaft

Eine Menschengruppe oder ein Volk können vergleichbaren Mangel leiden. Betrifft ein Phänomen eine Gruppe oder ein Volk und wird dieser Mangel hagiotherapeutisch in der Gruppe bearbeitet, sprechen wir von Makrotherapie.[197]

Beispiel 1

Professor Ivančić berichtete von hagiotherapeutischem Arbeiten in Gefängnissen, in denen die Insassen sich mit ihrer Schuld identifizierten und sich darauf festlegten. Sie hatten also einen vergleichbaren Mangel. Innerhalb der Gruppe lernten sie zu sehen, dass sie *mehr* wert *sind* als ihre Schuld. Die Würde ihrer Person wurde gestärkt.

Beispiel 2

Im Rückblick auf die Vergangenheit des deutschen Volkes zeigt sich, dass Hitler sich als der (einzige) „Führer“ feiern ließ. Damit erklärte er sich zum Herrn über das Leben und nahm die Stelle des Schöpfers ein. Er zerstörte die Beziehung der Menschen zu ihrem Ursprung und leitete die *Information*, dass der Schöpfer den Menschen am Leben erhält, auf eine falsche Spur. Als Geschöpf setzte er sich an die Stelle des Schöpfers. Diese Selbstvergötterung als „Heilsbringer“ führte bei den Menschen, die ihm *glaubten*, zu einer schweren Verletzung in der Geistseele.

---

[197] vgl. Prof. Dr. Ivančić Tomislav, III. Internationales Studium der Hagiotherapie, Zagreb 2011

Beispiel 3

Die Situation des Nationalsozialismus und des Krieges ließ viele Menschen ohne Vater aufwachsen. Dies hat eine tiefe geistige Bedeutung.[198] Der Mensch projiziert seine Vatererfahrung auf die Vorstellung von seinem Ursprung, von seinem Schöpfer.
In einer oft vaterlosen Gesellschaft mangelt es Menschen an positiven Vatererfahrungen. So bleibt auch wenig Raum für eine gute Schöpfer-Geschöpf-Beziehung. Der Mensch erlebt den Schöpfer als abwesend, wie er den Vater als abwesend erfahren hat. Dies hat bis heute Auswirkungen auf die Gesellschaft und zeigt sich unter anderem im Phänomen des Neonazismus.

Ein ganzes Volk leidet durch solch ein Geschehen *als Volk* in seiner Geistseele Mangel

- in der *Information*: Ein ganzes Volk wird gezielt fehlinformiert.
- in der *Wahrheit*: Es wird angelogen. Es nimmt die Lüge an.
- im *Glauben*: Es glaubt dieser falschen Information.
- im *Intellekt*: *Als Volk* wird es daran gehindert, die Wahrheit über seinen Ursprung zu suchen und zu finden.
- in der *Person / Persönlichkeit*: Es wird seiner Würde von innen und von außen beraubt.
- im *Gedächtnis* / in der *Erinnerung*: Durch Parolen (Wiederholungen) werden die falschen Aussagen in die Zellen eingeprägt und wirken weiter. Was die Erinnerung *objektiv wissen* muss, wird geleugnet.

---

[198] vgl. Rolf Elisabeth, Aufsatz im Sammelband: I. Internationale wissenschaftliche Symposium über die Hagiotherapie; Zagreb 2006, Hrsg.: Zentrum für geistige Hilfe Zagreb, S. 177 - 196

- im *Gewissen*: Die Taten des Krieges belasten das Gewissen. Da die Geistseele solche Taten nicht aushalten kann, werden Ausmaß und Auswirkungen verdrängt oder verschwiegen.
- in der Struktur *Traumata*: Ein ganzes Volk ist durch die Kriegserfahrungen, durch die Erfahrungen der Zerstörung und des Todes, traumatisiert.
  Die Folgen seiner Täterschaft führen zu einer weiteren Traumatisierung. Gleichzeitig hat diese Täterschaft dazu geführt, Opfer der eigenen Schuld zu werden.
- in Bezug auf die *Ahnen*: Durch das Schweigen setzen sich im Unterbewusstsein Ängste und Leiden fest. Die Nachkommen tragen die Last ihrer Ahnen in ihrer Geistseele.[199]
- durch *falsche Schuldgefühle:*

  a) Bei den nachfolgenden Generationen kann es zu *falschen Schuldgefühlen* kommen. Sie spüren, dass da etwas nicht in Ordnung ist, können aber nicht *konkret* bezeichnen, *was* es ist.

  b) Die junge Generation leidet, wenn Schuldzuweisungen gemacht werden. Manche wehren sich gegen die Schuldzuweisung. Das darunter liegende Leiden und das sich dagegen Wehren führen aber nicht zur Heilung der inneren Wunden.

Man darf davon ausgehen, dass verschiedene Völker, auch einzelne Volksgruppen, ihre eigenen Verletzungen haben. Im Rahmen der Anthropologischen Medizin und der Hagiotherapie als Makrotherapie, also viele Menschen berührend, können diese Verletzungen der Geistseele in den verschiedenen Organen / Strukturen Heilung finden.[200] Dabei ist es notwendig, aufgrund der Schwere der Verwundungen langsam und behutsam vorzugehen.

---

[199] Literaturempfehlung: Ustorf Anne-Ev, Wir Kinder der Kriegskinder, Die Generation im Schatten des 2. Weltkrieges, Herder, 3. Auflage 2012,
sowie Alberti Bettina, Seelische Trümmer, Die Nachkriegsgeneration im Schatten des Kriegstraumas, Kösel, 5. Aufl. 2013

[200] vgl. Kapitel fünf

8. Kapitel: Stellvertretende Schritte der Hagiotherapie gehen

Eine Grundaussage der Hagiotherapie lautet:
Nur, was ich bei mir selbst angewendet habe und was mir selbst geholfen hat, kann anderen helfen.

Menschen, die eine positive Erfahrung der Heilung ihrer Geistseele gemacht haben, stellen manchmal die Frage, ob es möglich sei, diese gute Erfahrung anderen Menschen weiterzugeben. Professor Ivančić beschreibt die Möglichkeit der Stellvertretung.[201]
Die Stellvertretung geschieht nur im Geist, nie im Aussprechen der anderen Person gegenüber.
Wie geht man der Reihe nach vor?

Ich stelle vier Schritte vor, die in dieser Reihenfolge gegangen werden. Ganz wichtig ist am Ende das bewusste Verlassen der Stellvertretung. Die kursiven Texte sind die Gedanken zur Stellvertretung.

1. Auf die Ebene des Geistes steigen

Im Buch sind einige Vorschläge angegeben, wie dies geschehen kann: Ich bin vom Schöpfer geschaffen und gewollt. Ich habe einen Geist. …

Wer bin ich? Woher komme ich? Wohin gehe ich?
Wem gehöre ich?
Niemand kann mir das sagen, dennoch bin ich.

Das Nachdenken über diese Fragen führt immer auf die Ebene des Geistes.

---

[201] vgl. Prof. Dr. Ivančić Tomislav, Diagnose der Seele, S. 480,
sowie Winter-Stein Hildegard, Diplomarbeit, Schmelz 2007, Kapitel 6

2. Sich selbst und die Person, für die man Heilung wünscht, in Verbindung mit dem Schöpfer bringen.

Nach meiner Erfahrung eignet sich hier besonders folgender Gedanke:
Ich habe einen Geist, diesen hat mir der Schöpfer eingegossen.
Dann denkt man an die Person, der man helfen möchte und spricht ihr in Gedanken zu:
NN, auch du hast einen Geist.
Diesen Geist hat dir der Schöpfer in dem Augenblick, als du gezeugt wurdest, gegeben.
Auf dieser Ebene des Geistes möchte ich dir nun etwas zusprechen.

3. Schritte der Heilung, besonders durch Zusagen.

Man kann diesem Menschen, an den man denkt, in der Art und Weise der Grundmeditation durch die Lebensphasen zusprechen:

NN, dein Schöpfer war immer bei dir.
Er ist auch jetzt, genau in diesem Augenblick, bei dir.
Er hat dich gewollt.
Egal, was du tust, egal, was du denkst: Er ist für dich.
Er war schon im ersten Augenblick deines Daseins, im Augenblick deiner Zeugung, da.
Er hat dir diesen ersten Kuss der Liebe in dieses Leben hinein geschenkt, noch bevor deine leiblichen Eltern überhaupt etwas von dir wussten.
Er war da.
Er ist auch jetzt da.

Er war da und er war für dich in der Zeit der Schwangerschaft.

Und er war bei dir in deiner Geburt.
Du warst nicht allein.
Keinen einzigen Augenblick warst du ohne ihn.

In den drei ersten Lebensjahren, in der Zeit an die du wenig Erinnerung hast, war er da.

Er war bei dir in den Jahren der Kindheit. Er ließ dich nie allein.
In der Zeit der Einschulung bis zum Beginn der Pubertät war er jeden Augenblick bei dir.
Er kennt alles. Er war dabei.

Er war in der Zeit der Pubertät in jedem Augenblick da. Er war in jeder Situation für dich.

Er war in den Jahren des Erwachsenwerdens und des Erwachsenseins in jedem Augenblick bei dir. Er war immer für dich.

Er ist jetzt für dich. In deiner ganz konkreten Situation ist er da. Er ist für dich und er geht mit dir. Er geht dir auch voraus. Er geht mit dir in jede Situation, die auf dich zukommt.

Du bist nie allein.

4. Aus der Stellvertretung aussteigen

Das Aussteigen aus der Stellvertretung ist sehr wichtig und darf nie ausgelassen werden.

Folgende Gedanken sind dazu geeignet:

Du, NN, bist vom Schöpfer gewollt und er hat einen ganz eigenen, besonderen Weg mit dir.
Ich überlasse dich nun wieder deinem eigenen Weg und deinem Weg mit deinem Schöpfer.
Auch ich habe meinen eigenen Weg mit meinem Schöpfer.

Danach soll man sich wieder besonnen um seine eigenen Angelegenheiten kümmern.

9. Kapitel: Die Entwicklung geht weiter

Beim IV. Internationalen Studium der Anthropologischen Medizin und der Hagiotherapie in Zagreb im Juli 2012 zeigte sich, wie sich die Hagiotherapie durch neue Erkenntnisse weiterentwickelt.

Einteilung der Strukturen und Organe in drei Gruppen

Die Strukturen und Organe der Geistseele wurden erstmalig in drei Gruppen eingeteilt:[202]

1. Gruppe: **Vitale** Organe
2. Gruppe: **Kognitive** Organe
3. Gruppe: **Tätige** Organe

Die Gruppe der **Vitalen** Organe betrifft die Grundlage, auf der der Mensch steht, die *Existenz.*

Zur Gruppe der **Vitalen** Organe gehören

- die Person,
- das Leben,
- das Gewissen als Existenz (Gutes),
- das Herz,
- der Glaube als Zuversicht (Vertrauen).

Zur Gruppe der **Kognitiven** Organe gehören

- der Intellekt,
- der Verstand,
- das Bewusstsein,
- die Intuition,
- der Glaube als offenbartes Wissen,
- das Gewissen als Wissen,
- Gedächtnis und Erinnerung.

---

[202] vgl.: Prof. Dr. Ivančić Tomislav, IV. Internationales Studium der Anthropologischen Medizin und der Hagiotherapie, Zagreb 2012

Zur Gruppe der **Tätigen** Organe gehören

- Kreativität,
- Freier Wille, Entscheidungsfreiheit,
- Glaube, Hoffnung, Liebe,
- Charakter,
- Religiosität,
- Tugenden.

In der medizinischen Behandlung vollziehen sich bei einem Unfall oder bei einem körperlich schwerkranken Menschen auch drei Schritte:

1. **vital:** Vorrangig wird das Leben, das Überleben, die *Existenz* gesichert.
2. **kognitiv:** Nach der Beantwortung der Frage: „Welche gesundheitlichen Probleme liegen vor?“, also nach *Kenntnis* der Sachlage, wird eine *Entscheidung* über die weitere Vorgehensweise getroffen.
3. **tätig**: Damit die Teilnahme am „normalen Leben“ wieder möglich wird, werden Maßnahmen, z.B. Reha-Maßnahmen, ergriffen, die die *Vitalität* wieder herstellen, die ins Leben führt.

In der Anthropologischen Medizin mit der Methode der Hagiotherapie ist die Reihenfolge also die gleiche wie bei einer medizinischen Versorgung.

1. Gruppe: **Vitale** Organe

Die *Existenz, das Leben, das Überleben werden* gesichert, indem der Mensch als Person seine Würde erhält, indem er versteht, dass der Schöpfer ihn am Leben erhält, indem er erkennt, dass sein Gewissen ihm den Weg ins Leben hinein zeigt.

2. Gruppe: **Kognitive** Organe

Mit dem Verstand und dem Intellekt *erkennt* der Mensch und es wird ihm bewusst, welchen Weg er gehen muss, wenn er leben will. Er versteht, dass er eine *Entscheidung* treffen muss, wenn sein Weg ihn ins Leben führen soll. Diese Erkenntnis prägt er durch die Entscheidung in sein Gedächtnis.

3. Gruppe: **Tätige** Organe

Ist das Leben, vor allem das geistige Leben, gesichert und ist eine Entscheidung für das Leben getroffen, zeigt sich die *Vitalität* des Menschen. Er wird aktiv und kreativ. Der gesundende Mensch „muss" tätig werden, muss seine Fähigkeiten zur Geltung bringen, muss ihnen Raum verschaffen, damit er der Mensch wird, der im Tiefsten in ihm angelegt ist.

„Verschiedene Funktionen der Geistseele erfordern *verschiedene Therapien*, da sie eine unterschiedliche … Pathologie haben.

Die *erste* Gruppe der Organe, die **Vitalen**, sind die wichtigsten, denn von ihnen *hängt die Existenz des Menschen ab.*

Die *zweite* Gruppe der Organe, die **Kognitiven**, sind wichtig, da der Mensch in diesen *erkennt*, was er tun muss, um aus seinem Leid herauszufinden. Er erkennt, dass er eine Entscheidung treffen kann.

Die *dritte* Gruppe der Organe, die **Tätigen**, sind wichtig, da sich durch sie das Leben, die Erkenntnis und der Mensch als *Projekt* verwirklicht."[203]

Diese neue Einteilung der Organe / Strukturen der Geistseele in ihrer Rangordnung und die Feststellung der vergleichbaren Ordnung in der medizinischen Behandlung machten mir bewusst, dass *Ordnung* eine übergeordnete Rolle zu spielen scheint.

---

[203] Prof. Dr. Ivančić Tomislav, IV. Internationales Studium der Anthropologischen Medizin und der Hagiotherapie, Zagreb 2012, deutsches Skript, Systematik 13f

Der Bezug der Struktur Ordnung in den drei Gruppen.

Der Gedanke, dass *Ordnung* eine geistige Struktur sein muss, und zwar eine grundlegende, kam mir im Zusammenhang mit einer konkreten Situation. Eine Person hatte vielschichtige, umfangreiche Aufgaben übernommen. Sehr schnell zeigte sich, dass sie sich komplett verzettelte und bereit war, den Kreis ihrer Aktivitäten immer weiter auszudehnen. Es gelang ihr nicht, sich abzugrenzen. Mir wurde klar, dass sie nicht in der Lage war, eine Ordnung zu schaffen oder eine bestehende Ordnung zu nutzen.
So dachte ich darüber nach, welche Bedeutung Ordnung für unser Leben hat. Ich legte einigen Bekannten meine Überlegungen zur „Struktur Ordnung“ vor. Es gab interessante Reaktionen. Einige davon habe ich gesammelt.
Eine Person sah sofort einen Zusammenhang zur Schönheit. Sie sagte, Ordnung sei für sie immer etwas, was „schön“ sei, was sie mit Schönheit verbinde. Dadurch machte sie mich aufmerksam, dass die Struktur Ordnung in die Grundeigenschaften des Seins eingebunden ist.
In einem anderen Gespräch erkannten wir, wie grundlegend diese Struktur sein muss, da sie von der Schöpfungsordnung her erklärt werden kann. Der Mensch, der sich das Leben nicht selbst gegeben hat, findet in sich eine unüberschaubare Vielzahl von Gesetzmäßigkeiten, also von Ordnungen. Dies gilt für seinen Körper, für seine Psyche und für seinen Geist.
Eine weitere Bekannte sagte, sie würde diese Struktur spontan in die „Gruppe der Kognitiven Organe“ einordnen wollen. Für sie habe Ordnung etwas mit Entscheidung zu tun. Deshalb gehöre sie zu den Kognitiven Organen.
Diese Gedanken verfolgte ich weiter und ich erkannte, dass sich die Struktur Ordnung in alle drei Bereiche einordnen lässt, in die Gruppe der V**italen**, der K**ognitiven** und der T**ätigen** Organe.

Die Gruppe der **Vitalen** Organe bezeichnet die Grundlagen, auf denen der Mensch steht. Sie sichern die Existenz. In der Schöpfung findet der Mensch vorgegebene *Ordnungen*, die ihm Lebensgrundlage sind. Das

Gewissen ist die Instanz der Ordnung im Menschen selbst. Es ist wie ein Freund, wie ein guter Berater. Es hilft ihm zu sehen, was *wirklich* gut, wahr und schön ist. Der Mensch ist eingeladen, dem Schöpfer, der ihm das Leben gegeben hat und es täglich erhält, zu vertrauen.

Wie die Geschichte der Menschen zeigt, sind sie in ihrer Freiheit aus dieser Schöpfungsordnung herausgetreten und haben so die Bindung an ihren Ursprung und damit die natürlichen Gesetzmäßigkeiten verlassen. Sie erkannten den Schöpfer nicht mehr als den Geber allen Lebens. Es begann die Unordnung. Der „Mangel an Existenz" breitete sich aus.

In der Gruppe der **Kognitiven** Organe nimmt das *Erkennen* einen großen Raum ein. Der gesunde Intellekt sieht die Zusammenhänge und verbindet so die Einzelteile zur Ganzheit. Er erkennt und versteht die *Gesetzmäßigkeiten der Schöpfungsordnung* und gewinnt die Gewissheit, dass der Schöpfer das Gute für ihn will.

Auch im Intellekt gibt es den Mangel. Der Mensch verliert den Blick auf seinen Schöpfer und auf die Ordnung in der Schöpfung. Er kann die Gesetzmäßigkeiten nicht mehr klar erkennen und verstehen oder er *entscheidet* sich bewusst gegen die vorgegebene Ordnung. Dieses Muster der Unordnung prägt sich in das Gedächtnis und in die Zellen ein. Im Organ Gedächtnis der Geistseele entsteht ein nachhaltiger Mangel.

Zur Gruppe der **Tätigen** Organe gehört die Kreativität. Jeder Mensch besitzt Talente, also die Befähigung, etwas zu schaffen. In der Kreativität zeigt er sich als Abbild seines Schöpfers und handelt auf der Grundlage der Schöpfungsordnung. Aufgrund seiner *Vitalität* entdeckt und entfaltet der Mensch seine Fähigkeiten.

Liegt ein Mangel in der Struktur Ordnung vor, entsteht Chaos, also die Auflösung einer Ordnung. Vitalität und Kreativität verlieren ihre Orientierung und ihr Ziel.

Die tiefste Sehnsucht des Menschen richtet sich darauf „in Ordnung" zu sein, in der Ordnung zu sein, nach den Gesetzmäßigkeiten der Schöpfung und in Übereinstimmung mit dem Schöpfer zu leben. Der

Mensch sehnt sich nach der *ursprünglichen Ordnung*, denn im Innersten kennt er diese Fülle des Lebens. Der Mangel und das Bewusstsein dieses Mangels führen dazu, dass der Mensch leidet.

Übertriebene Uniformierung, sprich überspannte Ordnung *und* übertriebenes Chaos haben durchaus die gleiche tiefgründige Ursache: *Mangel in der Struktur Ordnung auf der Ebene des Geistes.*

Beispiele

Mangel durch übertriebene Ordnung liegt vor, wenn Uniformen nur den Zweck haben, Ideologien zu repräsentieren, wenn sie Ausdruck eines Ausschließlichkeitsanspruchs sind („Nur in dieser Gruppierung findest du dein Heil"), wenn sie missbraucht werden, um Menschen zu steuern.

Der Gegenpol zu übertriebener Ordnung ist das Chaos. Wenn der Mensch nicht in der Lage ist, sich in eine gegebene, gut funktionierende Ordnung einzufügen und beständig Grenzen überschreitet und so für Unruhe und Unfrieden sorgt, also die Einheit stört, weist dies genauso auf Mangel hin.

Unterschieden werden muss zwischen Kreativität und Unordnung. Gesunde Kreativität bedarf zuerst einer Ordnung. Sie braucht einen Rahmen, in dem sie sich entfalten kann.

Wie kann nun der Mangel in der Struktur Ordnung auf der Ebene des Geistes ausgeglichen werden?

Es ist notwendig, eine *Entscheidung* für die Anerkennung der Ordnung der Schöpfung und für ein Leben mit dem Schöpfer zu treffen. Die Entscheidung für die Grundeigenschaften des Seins, für Wahrheit, Güte, Einheit und Schönheit führt den Menschen neu in die Nähe seines Schöpfers. Diese *Entscheidung* ist der Weg und der Garant, dass diese ursprüngliche Ordnung wieder hergestellt wird.

Ordnung – als Struktur neu entdeckt[204]

Theorie

Allem Geschaffenen liegt eine Gesetzmäßigkeit zugrunde, in allem wohnt ein logischer Aufbau. Die tiefste Ordnung ist grundgelegt in der Schöpfungsordnung. Es muss *Jemand* existieren, der alles geschaffen hat, denn aus nichts kann nicht etwas geworden sein. Alles muss auf ihn hin geordnet sein, denn er hat es geschaffen, es gehört ihm. So ist die tiefste Wahrheit des Menschen und der ganzen Schöpfung, dass sie diesem *Jemand* gehören. Die tiefste Ordnung wird dort Wirklichkeit, wo der Mensch diese Wahrheit anerkennen und so die Fülle seines Lebens erahnen kann.

---

[204] Im Laufe meiner Arbeit entdeckte ich diese Struktur und entwickelte Therapieschritte.

Übung 1:

Ordnung als Struktur in der Gruppe der Vitalen Organe

Gedanke

Die Vitalen Organe sind die wichtigsten. Von ihnen hängt die Existenz des Menschen ab.

Leben kann sich entfalten, wenn es sich in die Gesetzmäßigkeit der Schöpfungsordnung hineinstellt.

Leben kann gelingen, wenn es das Gewissen als Instanz der Ordnung und als seinen Freund sieht, der ihm zum Leben verhilft.

Die natürliche Ordnung fordert den Menschen heraus, sein Vertrauen auf seinen Schöpfer zu setzen. Wunden können dabei ein Hindernis sein. Der Schöpfer hat jedoch den größeren Überblick über das Leben.

Wort

Ich entscheide mich für das Leben.
Ich entscheide, mich der vom Schöpfer gegebenen Ordnung zu unterstellen.

Tat

Ich schaue auf die Gesetzmäßigkeiten der Schöpfung.

Übung 2:

Ordnung als Struktur in der Gruppe der Kognitiven Organe

Gedanke

In seinem Leben auf dieser Erde hat der Mensch immer neu die Chance, die Verbindung mit seinem Schöpfer zu suchen und aufzunehmen. Durch die Entscheidung für die Grundeigenschaften des Seins wird diese Ordnung neu grundgelegt und kann sich entfalten. In seinem Inneren hat der Mensch das Bewusstsein von den Gesetzmäßigkeiten der Schöpfung.

Wort

Ich entscheide mich für die Grundeigenschaften des Seins, für das Gute, das Wahre, das Schöne und die Liebe.

Tat

Durch die Entscheidung für das Gute finde ich das Leben.

Übung 3:

Ordnung als Struktur in der Gruppe der Tätigen Organe

Gedanke

Der Schöpfer hat dem Menschen die Kreativität gegeben, damit er an seiner Schöpfung mitarbeiten kann. Alles, was geworden ist, hat der Schöpfer ins Leben gerufen. Er ist der Ursprung allen Seins und er ist der, der alles Leben erhält. Durch die Kreativität lässt der Schöpfer den Menschen teilnehmen, mitarbeiten an seiner Schöpfung. Ordnung ist die Bühne der Kreativität. Sie eröffnet den Raum für Schönheit in der Vielfalt.
Auch etwas lassen, loslassen *kann* ordnend sein.

Wort

In mir sind die Gesetze der Schöpfung grundgelegt.
Ich entscheide mich, sie kreativ zu entfalten.

Tat

In mir können sich die Gesetzmäßigkeiten der Schöpfung entfalten.

Sehnen - als Struktur neu entdeckt[205]

Theorie

Wie wir bei den Überlegungen zu der Struktur Ordnung gesehen haben, richtet sich die tiefste *Sehnsucht* des Menschen darauf, nach den Gesetzmäßigkeiten der Schöpfung und in Übereinstimmung mit dem Schöpfer zu leben.

Jeder Mensch sehnt sich nach Liebe.[206]

Wenn *jeder* Mensch sich *sehnt,* so muss das *Sehnen* eine geistige Struktur sein. Demnach kann durch die Trennung vom Schöpfer dieses Sehnen Mangel erleiden. Wo das Sehnen keine Erfüllung findet entsteht ein Leerraum. Der Mensch legt viele Verhaltensweisen an den Tag, um dieses Vakuum mit seinen Mitteln auszufüllen und läuft dem „großen Glück" auf die unterschiedlichste Weise hinterher. Die Extremform des Mangels ist die Sucht. Sie ist Ausdruck einer nicht erfüllten Sehnsucht. Der Mensch *erahnt* die Fülle, erlebt sie aber nicht. Die unerfüllte Sehnsucht sucht sich andere Ventile. Das Sehnen des Menschen richtet sich auf ein sinnvolles Leben. In der Geistseele ist die Sehnsucht zutiefst Ausdruck des Sehnens nach dem gesunden Urzustand, nach der Verbindung mit dem Schöpfer.

Das eigentliche Zuhause des Menschen ist das Zusammensein und Zusammenwirken mit seinem Schöpfer, also die Übereinstimmung mit ihm. Durch die Trennung von ihm ist der Mensch heimatlos geworden und sehnt sich zutiefst nach seiner eigentlichen Heimat. Immer dort, wo der Mensch sich (s)eines Mangels *bewusst* wird, dort, wo er keinen *Sinn* sieht, leidet er an diesem „Mangel im Sehnen", er erleidet Sehn-Sucht. Dieser Mangel kann ausgeglichen werden, wenn der Mensch sich von der Fülle des Seins neu füllen, auffüllen, erfüllen lässt.

---

[205] Im Laufe meiner Arbeit entdeckte ich diese Struktur und entwickelte Therapieschritte.

[206] vgl.: Prof. Dr. Ivančić Tomislav, Wigratzbad 2008, CD 02 / S. 3
„Wer sehnt sich nicht? ...Und der Mensch sehnt sich nur nach der Liebe, warum? ...Weil die Liebe der einzige Ort ist, wo ich alle Tode überleben kann."

Gedanke

Wenn der Mensch sich neu auf seinen Schöpfer einlässt, sich neu mit ihm verbindet, gewinnt er den Sinn seines Lebens. Sein Sehnen findet Erfüllung.

Wort

In meinem Schöpfer ist die Fülle.
Ich entscheide mich für diese Fülle.
Ich entscheide mich für das Leben mit meinem Schöpfer.[207]

Tat

Ich öffne mich für die Fülle des Lebens.

[207] Stöckler Andrea, in einem persönlichen Gespräch, Sipplingen 2011

Schlusswort

Prof. Dr. Tomislav Ivančić wurde 1938 in Davor / Kroatien geboren. Er studierte Philosophie und Theologie in Zagreb und Rom und wurde 1966 zum Priester geweiht. Früh erkannte er, wie wichtig für den Menschen die personale Beziehung zu seinem Ursprung, zu seinem Schöpfer ist und er entdeckte die Prinzipien der Geistseele. Ehe er sich über die Funktionsweise des menschlichen Geistes klar wurde und Wege zu ihrer Heilung entdeckte, hielt er schon Glaubensseminare.
In Etappen entwickelte sich die Erkenntnis, dass Hagiotherapie ein Weg für alle Menschen ist. Jeder Mensch kann in die persönliche Beziehung zu seinem Schöpfer eintreten. Heute sehen wir klar und deutlich, dass *Anthropologische Medizin und Hagiotherapie für jeden Menschen* ist und wie sie jedem Menschen zur Hilfe werden kann.
Prof. Ivančić hofft, dass diese Wege zur Heilung der Geistseele in der Zukunft von allen Menschen genutzt werden können, ähnlich wie alle Menschen die Heilkraft des Wassers nutzen.

So bindet Professor Ivančić die von ihm entwickelte Methode der Hagiotherapie in den geschichtlichen Zusammenhang der Entwicklung der Anthropologischen Medizin ein[208]:

Viktor von Weizsäcker (1886 – 1957), deutscher Mediziner, gilt als ein Begründer der psychosomatischen Medizin und der Medizinischen Anthropologie. Er stellte als erster die Notwendigkeit psychosomatischer Behandlung fest.

Arthur Jores (1901 – 1982), deutscher Mediziner und Mitbegründer der wissenschaftlichen Psychosomatik, stellte fest, dass 60 – 70 % aller menschlichen Krankheiten durch eingeschränkte Entscheidungsfreiheit und Angst vor nicht erfülltem Leben entstehen. Diese Krankheiten können nicht mit Medikamenten geheilt werden.

---

208 vgl.: Prof. Dr. Ivančić Tomislav, V. Internationales Studium der Anthropologischen Medizin und der Hagiotherapie, Zagreb 2013;
vgl. Internet, Wikipedia, 19.05.2014

Viktor Frankl (1905 – 1997), österreichischer Neurologe und Psychiater, begründete die Logotherapie und Existenzanalyse. Er fand heraus, dass das gestörte Verhältnis zur Transzendenz, also Störungen in der jedem Menschen angeborenen Verbindung zum Schöpfer, die tiefste Ursache neurotischer Existenz ist. Verkümmerte Religiosität manifestiert sich als Krankheit oder Aberglaube.

Tomislav Ivančić (*1938) entwickelte die Methode der Hagiotherapie als eine Methode, den Menschen seiner eigentlichen Bestimmung, dem Menschsein näher zu bringen.

Blick durch einen Türspalt

Bei seiner Erforschung der Geistseele des Menschen, ihrer Pathologie und Therapie erkennt Professor Ivančić immer deutlicher, wie Hagiotherapie aufgrund der Naturgesetze für *jeden* Menschen Geltung hat. Dabei stellt er auch die Frage nach der Person des Jesus von Nazareth. Er richtet seinen Blick auf die Tatsache, dass dieser Mann aus Nazareth eine *geschichtliche* Person war.[209]

„Jesus ist historisch greifbar. Ihn bezeugen … jüdische, griechische und römische Schriftsteller und Historiker. So schreibt der römischer Geschichtsschreiber Tacitus in seinen ‚*Annalen*', die etwa fünfzig Jahre nach Jesus niedergeschrieben wurden, über die Christen: ‚Ihr Name stammt von Christus, der zur Zeit des Tiberius unter dem Prokurator Pontius Pilatus hingerichtet wurde' (Tacitus: Annalen 44).

Als zweiter römischer Historiker bezeugt Sueton die Existenz Jesu, indem er schreibt, dass Kaiser Claudius die Juden aus Rom vertrieben hat, denn sie seien ein Unruheherd wegen des Aufständischen Christus' [sic] (Sueton: Kaiserbiographien: Claudius 25). Der Statthalter Bithyniens, Plinius der Jüngere, schreibt, dass laut Aussage der Christen nur darin ihre ‚Schuld' bestehe, dass sie sich an bestimmten

---

209 vgl.: Prof. Dr. Ivančić Tomislav, V. Internationales Studium der Anthropologischen Medizin und der Hagiotherapie, Zagreb 2013;

Tagen zusammenfinden und ‚vor Sonnenaufgang Christus als ihrem Gott Hymnen singen‘ (Plinius der Jüngere: Brief 96 an Kaiser Trajan).

Alle diese Genannten sind etwa die Zeitgenossen Jesu und der Apostel. Aus dieser Zeit stammt auch die ‚*Geschichte der Juden*‘ des jüdischen Historiker Josephus Flavius. Er schreibt: Zur Zeit des Pilatus ‚lebte ebenfalls Jesus, ein weiser Mensch, sofern man ihn als Menschen bezeichnen kann, denn er hat als Führer des Volkes Wundertaten vollbracht, die in echter Freude aufgenommen wurden. Er war Christus‘ (18. Buch, Kapitel 3,3).
Das bekannteste Buch des ersten Jahrhunderts, der ‚*Talmud*‘ sagt von Jesus unter anderem: ‚Am Vorabend des Passah-Festes wurde Jesus von Nazareth gekreuzigt‘ (*Babylonischer Talmud*, Synedrien fol. 43a).[210]

Neben diesen nichtchristlichen Dokumenten bezeugt die Bibel der Christen die *geschichtliche* Person Jesu.

Professor Ivančić stellt die Frage: Wer war dieser Mensch, von dem berichtet wird, dass er andere Menschen heilte?

Auffallend ist in diesen Berichten, dass Jesus *nicht* sagte: Ich habe dich geheilt. Vielmehr sagte er: „*Dein Glaube* hat dich geheilt.“
Nach allem, was uns an Erkenntnissen bezüglich des menschlichen Geistes geschenkt wurde, auch im Hinblick auf die Möglichkeiten, diesen Geist des Menschen zu heilen, wird es spannend sein, durch wissenschaftliche Forschungen herauszufinden, *wie* dieser Jesus die Menschen heilte, *wie* er ihnen dazu verhalf, ihrer wahren Bestimmung näher zu kommen, *wie* er ihnen half, immer mehr *Mensch* zu sein.

Professor Ivančić sagt aufgrund seiner bisherigen Erkenntnisse, Jesus sei der beste Hagiotherapeut überhaupt gewesen[211]

---

[210] Prof. Dr. Ivančić Tomislav; Begegnung mit dem lebendigen Gott, Salzburg 2004, 4. Auflage, S. 93
[211] vgl.: Prof. Dr. Ivančić Tomislav, V. Internationales Studium der Anthropologischen Medizin und der Hagiotherapie, Zagreb 2013

Anhang

Erläuterungen zum Aufbau des Buches

Im Jahr 2008 stellte Prof. Ivančić auf der Septemberschulung in Marienstatt erstmals in Deutschland den Entwurf des neuen Konzeptes der Hagiotherapie vor. Beim II. Internationalen Studium der Hagiotherapie 2010 in Zagreb wurde dieses nun ausgefeilte Konzept als Inhaltsverzeichnis der Studienwoche vorgegeben.

Es zeigt den „Roten Faden" des neuen Konzeptes der Hagiotherapie auf: Anthropologie, Pathologie, Diagnose, Therapie.

Der Inhalt des Buches orientiert sich an diesem Inhaltsverzeichnis aus dem Jahre 2010.

1. Sich über die Funktionsweise des Geistes informieren durch wissenschaftliche Aussagen (Kapitel eins und zwei).
2. Die Existenz: Die bedingungslose Liebe des Schöpfers erkennen können und annehmen können (Kapitel eins bis vier).
3. Durch den Dreierschritt Gedanke – Wort – Tat die Strukturen und Organe schrittweise zur Heilung führen (vor allem Kapitel fünf).

Beim III. Internationalen Studium der Hagiotherapie 2011 in Zagreb stellte Professor Ivančić die „Morphologie – die Wissenschaft und Lehre der Formen" vor. Hierbei geht es um die unterschiedlichen Formen des Mangels in der Geistseele. Die Frage ist: „Woran erkenne ich den Mangel in einer bestimmten Struktur?" Hier gibt die nachfolgende Tabelle einen Überblick.[212]

Des Weiteren erfolgte hier erstmalig die Einteilung nach Mikro- und Makrotherapie (vgl. Kapitel sieben).

Kapitel acht zeigt die Möglichkeit der Stellvertretung auf.

---

[212] vgl. „Morphologie – Wissenschaft der Formenbildung" und „Tabelle zur Morphologie", Ausarbeitung nach den Vorlesungen zum III. Internationalen Studium der Hagiotherapie, Zagreb, von Tiefenthaler Sr. Renate, Rosenheim 2011

Auf dem IV. Internationalen Studium 2012 erläuterte Prof. Ivančić, dass Hagiotherapie Anthropologische Medizin ist.

Weiterhin befasste sich diese Schulung mit der Einteilung in Gruppen (vgl. Kapitel neun).

Grundsätzlich gilt:

Die Gesundheit ist eine Dynamik, keine Statik. Sie ist ständig bedroht und kann ständig erneuert werden. Der Mensch ist nie ganz gesund und darum ist es unmöglich, die Gesundheit adäquat zu definieren – bei Körper, Psyche und Geist. Die Gesundheit der Geistseele ist eine Vision, ein Projekt, das man immer erst verwirklichen muss. Wenn man geistige Medizin einnimmt, wird man immer gesünder. Wenn man davon Abstand nimmt oder glaubt, ausreichend stark zu sein, wird man schwächer und verwundeter. Die Gesundheit ist eine ständige Aktivität.[213]

---

[213] vgl. Prof. Dr. Ivančić Tomislav, III. Internationales Studium der Hagiotherapie, Zagreb 2011

Inhaltsverzeichnis zum II. Internationalen Studium der Hagiotherapie 2010 in Zagreb[214]

Einleitung:

1. Bedeutung der Überschrift

   1.1 die Bedeutung des Begriffes „Studium“
      1.1.a was bedeutet das **II.** Studium (Dauer der Studien)
   1.2 Die Bedeutung vom Wort: „International“
   1.3 Studium ist forschen **und** lernen
   1.4 Wortbedeutung „Hagiotherapie“
   1.5 Wissen
   1.6 Erfahrung

2. Geschichte der Hagiotherapie

   2.1 Geschichtlicher Hintergrund
   2.2 Wissenschaftliche Begründung und Literatur

3. Plan und Programm des Hagiotherapiestudiums

   3.1 Ausbildung
   3.2 Formation

Hauptteil:

1. Hagiotherapeutische Anthropologie
2. Hagiotherapeutische Pathologie
3. Hagiotherapeutische Diagnose
4. Hagiotherapeutische Therapie

1. Hagiotherapeutische Anthropologie

   1.1 philosophischer Kontext
   1.2 theologischer Kontext
   1.3 Kontext zu modernen wissenschaftlichen Untersuchungen
   1.4 Kontext zum Organismus der Geistseele
   1.5 Kontext zu den Phänomenen der Geistseele

---

[214] vgl. Prof. Dr. Ivančić Tomislav, II. Internationales Studium der Hagiotherapie, Inhaltsverzeichnis, Zagreb 2010

2. Hagiotherapeutische Pathologie

2.1 Woher kommt die Pathologie der Seele?

2.2 Ursachen des Bösen und der Sünde – Was passierte?

2.3 Pathologiebereiche der Geistseele

2.3.1 der genetische Bereich
2.3.2 der existenzielle Bereich
2.3.3 der basische Bereich
2.3.4 der alltägliche Bereich
2.3.5 der organische Bereich
2.3.6 der symptomatische Bereich
2.3.7 Typen – Arten der Leiden
2.3.7.1 kognitive
2.3.7.2 axiologische
2.3.7.3 interpersonale
2.3.7.4 religiöse
2.3.8 Gewohnheiten

2.4 Kennzeichen/Phänomene einer pathologischen Seele

3. Hagiotherapeutische Diagnose

3.1 nach den Symptomen
3.2 nach den Quellen der Verwundung
3.3 nach der Therapie

4. Hagiotherapeutische Therapie:

Der Weg von Krankheit zur Gesundheit
Wie arbeitet man prinzipiell?

4.1 Das Böse verhindern
4.2 Die Quellen der Pathologie versperren
4.3 Spezifisch auf die pathologischen Bereiche einwirken, sie stärken
4.4 Die Symptome beseitigen

4.1 Das Böse verhindern

4.1.1 Überzeugende Belehrung infolge wissenschaftlicher Erkenntnis
4.1.2 Überzeugendes Angebot der bedingungslosen Liebe des Schöpfers

4.2 Die Quellen der Pathologie versperren: Wie?

- 4.2.1 Genetische
- 4.2.2 Existenzielle
- 4.2.3 Basische
- 4.2.4 Alltägliche
- 4.2.5 Organische (nach den Organen)
- 4.2.6 Symptomatische
- 4.2.7 Typen – Arten der Leiden
  - 4.2.7.1 kognitive
  - 4.2.7.2 axiologische
  - 4.2.7.3 interpersonale
  - 4.2.7.4 religiöse
- 4.2.8 Gewohnheiten

4.3 Spezifisch auf die pathologischen Bereiche einwirken, sie stärken

- 4.3.1 Wie man die Bereiche, in denen vorher die Traumen, Wunden, Schmerzen, Krankheiten und Leiden waren, aufbauen und so die Gesundheit der Geistseele stärken kann.

4.4 Die Symptome beseitigen

Morphologie – Wissenschaft der Formenbildung

Internationales Studium der Hagiotherapie 2011, Zagreb[215]
Verletzungen, Traumata, Schmerzen und Leiden bilden beim Menschen Formen bzw. Verformungen an den geistigen Strukturen und Organen.
Die Entscheidung für die Grundeigenschaften des Seins führen in das Sein hinein, sie heilen und sichern die eigene Existenz.

Grundeigenschaften des Seins

<u>Güte / das Gute</u>
heilt die Person in ihrer Würde.
Das Organ der Güte ist das Gewissen.
Als Stimme des Seins zeigt es den Weg zum gelungenen Leben.

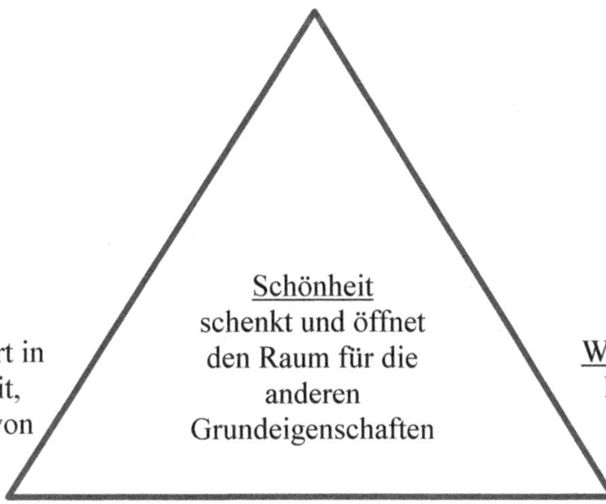

<u>Schönheit</u>
schenkt und öffnet
den Raum für die
anderen
Grundeigenschaften

<u>Einheit</u> führt in die Ganzheit, besonders von Person und Leben.
Das Organ der Einheit ist das Herz.

<u>Wahrheit</u> heilt das Leben.
Das Organ der Wahrheit ist der Intellekt.

Sammlung auf die Güte, die Wahrheit, die Schönheit und die Einheit öffnet den Weg zur Gesundheit.

---

[215] vgl. Die theoretischen Aussagen und jeweils die Aussagen unter dem Stichwort „Gedanke“ in den Strukturen und Organen vor allem in Kapitel fünf,
vgl. Tiefenthaler Sr. M. Renate, Ausarbeitung der Tabelle zum III. Internationalen Studium der Hagiotherapie 2011 in Zagreb, Rosenheim 2011

Tabelle zur Morphologie - Kennzeichen der Leiden in den Strukturen und Organen

Struktur / Organ	Kennzeichen der Leiden	Weg der Heilung
Person	Kränkung, Demütigung, Aggression, Ärger, Streit, Depressivität, Selbstmitleid, Abbruch von Beziehungen, Selbst-unwert-gefühl, Selbstvernichtung, Selbstzerstörung, Vernichtungswille, Gespalten sein in sich, Entzweiung von Person und Leben,	Güte In die Sammlung, in die Einheit, in die Ganzheitlichkeit einführen; die Wahrheit zusprechen wertvoll zu sein; Selbstbejahung, Selbstachtung, Anerkennung von anderen, Angenommensein vom Schöpfer,
Leben	Existenzangst, Gefährdung, Angst, Lebensverneinung, Aggression, Bodenlosigkeit, Sinnlosigkeit, kein Lebenswille, Gefühl der Ablehnung	in die Wahrheit des Seins einführen,
Gewissen	Verletzte Würde, Gewissensbisse, Angst, Schuld, Beklommenheit, Verschlossenheit, Abwehrstellung, Arroganz, Unmoral, Süchte, Zorn,	Heilung von Person und Leben mit Güte und Wahrheit, Reinheit,

Intellekt / Vernunft	Lüge, Betrug, Überheblichkeit, Geschwätzigkeit, Deviationen, Ideologien, Atheismus, Agnostizismus; Negative, ungute, unwahre, hässliche, zerstörerische Gedanken; nicht bestandene Prüfungen,	Erkenntnis der Wahrheit auch durch wissenschaftliche Aussagen, gesunder Gedanke – konzentriert auf alles, was Güte ausstrahlt, wahr ist, schön ist, eint,
Verstand	Das Bemühen um Erkenntnis und Forschung fehlt; eingeengter Blick für das Ganze; Akzeptanz der Begrenztheit; Gefahr der Überschreitung moralischer und ethischer Grenzen, wenn der Intellekt nicht mit eingeschaltet wird;	Gute Argumente; Bemühen um neue Erkenntnisse; Entscheidung, wachsen zu wollen
Intuition	Übereilte Handlungsweisen; einseitige subjektive Festlegung auf Wahrnehmungs- und Verhaltensgewohnheiten; Meinung, die eigene Intuition sei unfehlbar; Träumereien; es wird übersehen, dass sie geprägt sein kann von eigenen negativen Erfahrungen;	Die Intuition an den Grundeigenschaften des Seins messen und prüfen: Führt sie in die Wahrheit, das Gute; die Einheit, die Schönheit?

freier Wille Organ des Vertrauens	Abhängigkeit, Frustration, Angst, Depression, unfrei zu entscheiden, Unfähigkeit Entscheidungen durchzutragen, Unzuverlässigkeit, Unterwürfigkeit, Bosheit,	Glaube und Vertrauen, überzeugende Argumente geliebt zu sein, das Gute erwarten, gut sein, Gutes tun und einschreiben, dabei Placebo-Effekt nutzen,
Herz Organ der Liebe ist der Raum der Güte, der Einheit, der Wahrheit	Unstillbarer Drang nach Zärtlichkeit, Affektiertheit, Untreue in der Freundschaft, Gleichgültigkeit gegenüber Schmerz und Freuden anderer, Eitelkeit, Ängste, Hass, Gewalt, Rücksichtslosigkeit, Rache, Angstbesessenheit, Verlorenheit, Flucht vor Menschen, Hass gegen Religion, Hass gegen alles Gute, Traumen, großmütige, heftige Gemütsschwankungen; Gefühl des Ungeliebt-seins ist die schwerste Krankheit,	zu den Grundeigenschaften *Schönheit, Wahrheit, Einheit* führen; lieben und mögen unterscheiden; Vertrauen befähigt Liebe annehmen zu können,
Charakter	Unzuverlässigkeit, Unzufriedenheit, sinnleeres Leben, unerfüllbare Wünsche unsicher, frustriert, unfähig, unglücklich, aggressiv oder depressiv, suizidgefährdet, negative Gedanken und Worte, süchtig, abhängig, unbeherrscht, unmäßig, maßlos, faul, ungepflegt, neidisch, geizig, zornig, ungeduldig, stolz, hochmütig, nörgelnd, boshaft, undankbar,	menschliche Werte und Tugenden: Geduld, Treue, Friede, Demut, Klugheit, Gerechtigkeit; Übung guter Gewohnheiten,

Gedächtnis/ Erinnerung	Schlechte Erinnerungen bringen Schmerz, Schwäche, negative Zustände, Ängste, Zorn, Schuldgefühle, Depression, Aggression, Hass, Streit, Rachsucht, Bosheit,	Glaube an die Liebe in einen selbst und andere, Entscheidung für die Wahrheit,
Kreativität und Kultur	Antriebslosigkeit zum Schaffen, zu Initiativen, zur Erneuerung des Lebens, der Familie, der Ehe; Sinnlosigkeit, Schuld, Frustration, Neid, Lustlosigkeit, Faulheit, Oberflächlichkeit, Abhängigkeit, Süchte, negatives, entmutigendes, zerstörerisches Sprechen,	Schönheit und Talente entdecken, Sinn heilen und so die Lebensaufgabe entdecken, das Reden ändern durch die Entscheidung im Geist: Ich werde es schaffen!
Sexualität	Irren auf der Suche nach Vergnügen, sich betrogen fühlen, keine Unterscheidung zwischen Sex und Liebe,	Ganzheitlichkeit der menschlichen Liebe als Geschenk erkennen und annehmen, unterscheiden zwischen lieben und mögen, Kreativität stärken,
Glaube und Vertrauen	Verlust des Glaubens, Unglaube, Atheismus, Ablehnung des Glaubens, Angst, Pein, Misstrauen, Aggressivität, Beklommenheit, Flucht,	Glaube erkennt die Glaubwürdigkeit, erwartet das Gute, sieht das Projekt; Vision: Ich kann das: Vertrauen schenkt Sicherheit,

Liebe	Das Gute nicht sehen, nicht bewahren, nicht schützen, nicht mehr glauben können, sich bedroht fühlen, sich nicht (mehr) auf andere stützen und verlassen können,	sich an das positive binden, sich selbst lieben, anderen verzeihen,
Hoffnung	Hoffnungslosigkeit, Hass Gewalt, Verzweiflung, Suizid, Angst, Depression, Aggressivität, Gefährdet-sein, Sinnlosigkeit, Schuldgefühl,	Glaube und Vertrauen: das Gute wird sich verwirklichen; der Vision, dem Ziel, der Liebe entgegengehen;
Sammlung / Mitte	Zerstreutheit, Zerrissenheit, Zersplitterung, Gespalten-sein, Zwangsgedanken,	Sammlung öffnet für die Schönheit, die Güte, die Wahrheit, die Einheit;
Bewusstsein / Verstand	Begrenzte Erkenntnis; Hält Details für das Ganze,	Wo Verstand und Herz die Vernunft als Quelle zulassen, sind die Gedanken und Worte gesund.
Information	nicht wahrnehmen, nicht aufnehmen von Wahrheit; leugnen von Wahrheit;	Festlegung auf das Gute, auf die Wahrheit, auf die Einheit ist Sinngebung.
Transzendenz, Fähigkeit, sich selbst zu übersteigen	Unfähigkeit zur Erkenntnis der geistigen Ebene, geistige Trägheit, Abhängigkeiten vom Körper, vom Essen, Trinken, Spielen, Besitz, von Gefühlen, Menschen, Kränkungen, …	Sinn des Lebens, der Person; Begegnung mit der Existenz, dem Schöpfer;

Trauma	Bewusstes Erleben einer Gefahrensituation bei gleichzeitigem vollständigem Kontrollverlust; absolute Machtlosigkeit gefolgt von einer bleibenden erhöhten Empfindlichkeit; ständige Alarmbereitschaft; verletzt, gefährdet, geängstigt, eingeengt, entehrt,	nie verlangen „tapfer zu sein"; dahin schauen: Ich werde wieder gesund; auf die Liebe des Schöpfers schauen;
Typen / Arten der Leiden	Wie entstehen sie?	
- kognitiv	falsche Erkenntnisse, falsches Bild von sich, von der Welt, vom Schöpfer,	Die Frage stellen: Was ist zu erkennen? Antworten suchen!
- axiologisch	Unfähigkeit zum Guten, sich bewusst für das Böse entscheiden, Schuld	Die Wirkung guter / böser Gedanken erkennen; bewusste *Entscheidung* für die Grundeigenschaften des Seins: Wahrheit, Güte, Einheit, Schönheit;
- interpersonell	zwischenmenschliche Konflikte, Streit	Entscheidung treffen für das Gute; Vergebung befreit, Güte heilt,
- religiös	falsches Bild vom Schöpfer; Fanatismus, formelle Angehörigkeit zu einer Religionsgemeinschaft; Gebet als Ersatz für Gott; Frömmigkeit, die auf einzelnen Menschen basiert, nicht auf dem Wort Gottes; Hass auf andere Religionen:	Das Sein, die Existenz, den Schöpfer als *Person* annehmen,

Gewohnheiten	wiederholtes zerstörerisches Tun,	Üben guter Gewohnheiten erfüllt mit moralischen Werten; Gut denken, gut reden, Gutes tun, mit anderen Augen sehen lernen,
Stärkung / Heilung	falsches, gestörtes oder zerstörtes Bild vom Ursprung, vom Schöpfer; verstellter Blick auf die Wirklichkeit, dass der Schöpfer nur gut sein kann, nur das Gute wollen kann;	Das Bild über den Schöpfer überdenken, korrigieren, die Liebe des Schöpfers annehmen,
Heilung vom inneren Kern heraus	Vorhandene Probleme lassen sich nicht definieren; negative Gedanken hemmen die Heilung;	auf das Positive sehen, Heilung der Wunden, der Erinnerung, der Reaktion;

Persönliche Erkenntnisse zur Quantenphysik

Während der Schulungen in Fulda in den Jahren 2004-2006 sagte die Dozentin: „Bei diesen Aussagen hilft die Quantenphysik sehr.“[216] Mich interessierte von nun an, was sie damit meinte.

Ich fand erstens, dass Quantenphysik Hinweise darauf gibt, dass der Geist des Menschen Einfluss auf die Materie hat.

Im Dezember 2011 hörte ich im Fernsehen Vorträge der Teleakademie über Quantenphysik. Die vier Herren Professoren hielten ihre Vorträge vor Schülern bzw. Studenten bewusst verständlich formuliert.

Eine Passage aus dem Vortrag von Prof. Dr. Ulrich Warnke sei hier wiederholt: „Davis beschreibt den Versuch: ‚Die unheimliche Sklaverei, die alle mit Spin[217] ausgestatteten Teilchen dazu zwingt, den vom Experimentator festgelegten Winkel einzunehmen, erweckt den Eindruck, als ob *der Geist die Materie beherrsche*‘. Die Physiker haben seit langem akzeptiert, dass der Spin eines Teilchens immer in die Richtung zeigt, die ein Experimentator zufällig als eine ... Richtung ausgewählt hat. Dies führt ein merkwürdiges *subjektives Element* in die physikalische Welt ein. Der freie Wille eines Physikers dringt in die Mikrowelt ein. Der Spin eines Teilchens zeigt unvermeidlich in die Richtung, die durch die Messstrategie des Experimentators zustande gekommen ist. Offensichtlich ist die mikroskopische und die makroskopische Welt eng miteinander verknüpft. *Die neue Physik stellt den Geist zurück in die zentrale Stelle in der Natur*.“

Prof. Warnke sagt weiter: „Schrödinger sagt in *Geist und Materie*: ‚Der Geist baut die reale Außenwelt der Naturphilosophie aus seinen eigenen, d.h. aus geistigem Stoff auf. Der Geist kann mit dieser wahrhaft gigantischen Aufgabe nicht anders fertig werden, als mittels eines vereinfachenden Kunstgriffes, dass er sich selbst ausschließt, sich aus seiner begrifflichen Schöpfung zurückzieht‘. Demnach ist alles geistgesteuert. Pointiert könnte man sagen: Wir handeln unwissenschaftlich,

---

[216] vgl. Dr. med. Marinović Marina, Fulda 2005

[217] Duden, Die Deutsche Rechtschreibung, 24. Auflage 206, S. 953
Spin ist der Drehimpuls der Elementarteilchen im Atom.

wenn wir die Fragestellung nach dem Geist und seiner Wirkung auf Materie und Leben missachten."[218]

Auch Quantenphysik kann sich nicht der Tatsache entziehen, dass wir Menschen nie von dieser Ebene des Geschaffenen herunterkönnen, doch scheinen mir ihre beobachtenden Aussagen höchst interessant. Wenn Sie Interesse an den Aussagen der Quantenphysik haben, seien die Vorlesungen der Herren Professoren Audretsch, Nicolai, Römer und Warnke empfohlen.[219] Sie haben sich zum Ziel gesetzt, wissenschaftliche Erkenntnisse der Quantenphysik für den Laien verständlich darzulegen. Es wird hier verständlich erklärt, wie die Photonen, die kleinsten Energieteilchen einer elektronisch-magnetischen Strahlung,[220] sich nach der denkenden Person ausrichten.

Zweitens erfuhr ich, dass Quantenphysik als beobachtende Physik feststellen muss, dass hinter allem uns Sichtbaren und Messbaren und allem, was wir erforschen können, eine größere Macht stehen müsse. Professor Warnke sagt: „In der Quantenphysik steht zuerst die Beobachtung, dann das schöpferische Wirken. ... Die Frage ist: Wer hat dieses überaus intelligente System der Quantenphysik und Quantenphilosophie ... etabliert? In der Wissenschaft ist das immer die Anfangsfrage. Wir haben keine Antwort darauf, aber Werner Heisenberg sagte Folgendes: ‚Der erste Trunk aus dem Becher der Naturwissenschaft macht atheistisch ... aber auf dem Grund des Bechers wartet etwas, was viel intelligenter ist, als wir es sind'."[221]

---

[218] Prof. Dr. Warnke Ulrich, „Information und Energie – die Grundbausteine des Lebens.", Rastatt 2011, http://www.tele-akademie.de/begleit/video_ta111127.php

[219] Prof. Dr. Audretsch Jürgen, „Die sonderbare Welt der Quanten" Vortrag am Markgraf -Ludwig-Gymnasium in Baden-Baden, SR-Teleakademie, 27.11.2011 http://www.tele-akademie.de/begleit/video_ta111204.php
Prof. Dr. Römer Hartmann, „Ist die Quantentheorie auch außerhalb der Physik anwendbar?" Universität Freiburg, SR-Teleakademie, 04.12.2011, 8.00 Uhr
Prof. Dr. Nicolai Hermann, „Quantengravitation; Physik ohne Raum und Zeit?", Vortrag bei der Carl Friedrich von Siemens-Stiftung in München, SR-Teleakademie, http://www.tele-akademie.de/begleit/video_ta111211.php
Prof. Dr. Warnke Ulrich, „Information und Energie – die Grundbausteine des Lebens.", Vortrag bei der Gesellschaft für Arbeitsmethodik in der Badner Halle Rastatt, SR-Teleakademie, 18.12.2011

[220] Duden, Die Deutsche Rechtschreibung, 24. Auflage 206, S. 417

[221] Prof. Dr. Warnke Ulrich, „Information und Energie – die Grundbausteine des Lebens.", Rastatt, SR-Teleakademie, 18.12.2011,

Sachregister

Abhängigkeit 179
Ahnen **179**, 207
Alltag **116**
Angst **177**
Anhang **226**
  01 Inhaltsverzeichnis des II. Internationalen Studiums 2010..... 228
  02 Morphologie - Wissenschaft der Formenbildung........ 231
  03 Morphologie - Kennzeichen der Leiden in den Strukturen und Organen 232
  04 Erkenntnisse zur Quantenphysik 239
  05 Sachregister 241
  07 Quellenverzeichnis 255
  08 Literaturliste 258
Anthropologische Medizin **9**, **12**, **24**, 42, 54, 92, 95, 226
Arme und Beine - geistige **147**
Atheismus 27, **47**, 49, **240**
Augen und Ohren - geistige **146**
Basis - Meditationen 77, **113**
Bewusstsein 40, **41**, 43, **56**, 92, 116, **166**, 211, 218
Charakter **134**
Demut **155**
Depression 122
Dreierschritt **103**
Ebene 9, 10, **11**, **15**, 27, 34, 89, 95, 105, 121
  des Geistes, geistige 29, 56, **85**, 216
Existenz **16**, **19**, **34**, 166, 213, 217
  Meditationen zu 31, **51**, **58**, **60**, **97**, **108**
Fallbeispiele und Erlebnisse
  Alkoholproblem - Adoption 94
  Altenpflege 84
  Entscheidung nur gut zu reden 69
  Kommunikation - Freude 63
  Kommunikation - sich lieben 62
  künstliche Befruchtung 91
  Loch im Herzen 93
  Magersucht 63
  Migräne 93
  objektive Wunde 173

Phantomschmerz 46
PTBS - Posttraumatisches Stresssyndrom 11
Reinigen vonNegativem "Grab schon bezahlt" 55
Umkehr ist in jedem Augenblick möglich 49
Verhalten als ob besessen 87
verzeihen **87**, **93**
falsche Schuldgefühle 89, **124**, 207
Forschung 10, 17, 47
freier Wille **131**
Friede **154**
Gebet 44, 53
Gedächtnis 23, **41**, 51, 55, 65, **68**, 169, 211
Gedächtnis und Erinnerung **135**
Geduld **150**
Gehirn **21**, 22, **40**, **42**, **43**, **45**, 46, 49, **67**, 70
-ströme **43**
Gehirnforschung 21, **40**, 43, 56
Geist..10, 21, 22, 23, **25**, 30, **33**, **35**, **36**, **37**, 39, **40**, **44**, **47**, **48**, **51**, 54, **56**, 68, 71, 83, 84, **85**, 95, 108, 227
der menschliche **8**, **83**
des Menschen **19**
mit dem ... befassen sich Neurowissenschaften **40**
mit dem ... befasst sich die Gehirnforschung **40**
mit dem ... befasst sich die Kunst **39**
mit dem ... befasst sich die Religion **39**
Geistes **10**, 39, 45, 96
Dimension des menschlichen 41, **47**, 51, 55, 70
Ebene des 15, **56**, **85**, 196, 216
Gesetzmäßigkeiten des 53
Merkmale des ... beim Menschen **37**, **83**
vegetative, psychische, geistige Dimension des **52**, 70
Wesen des 37
geistig10, **15**, 21, **23**, **24**, 25, 27, 37, 38, 41, 44, 45, 55, 71, 83, 84, 85, 95
eine geistig gesunde Person kann **70**
Narbe/Wunde/Schwäche **27**
geistige Arme und Beine **147**
geistige Augen und Ohren **146**
geistige Leiden **171**

Suizid / Suizidgedanken **176**
Geistseele **10**, **11**, 22, **27**, 29, 45, **50**, **52**, 53, **55**, 57, 70, 83, 84, **86**, **95**, 96, **101**, 103, **213**
Gene 55, **135**, **179**
Gerechtigkeit **159**
Gesetzmäßigkeit 34, **52**, 53
Gesundheit 22, 23, **24**, 30, 41, **42**, 44, **50**, **51**, 56, 68, **70**, **85**, **227**
Kennzeichen geistiger **85**
ständige Aktivität und Dynamik der **227**
Gewissen **122**
Gewohnheiten
Bereich der **188**
Glaube 14, 54, 57, 61, 108, **135**, 161, 211
Glücksspirale **57**, 61, **68**, 69
Großzügigkeit **152**
Grundeigenschaften des Seins **34**, 44, 70, 214, 216
01 Einheit **34**
02 Gute **34**
03 Wahrheit **34**
04 Schönheit **34**
Grundmeditation
01 durch die Lebensphasen **73**
02 erweiterte **74**
03 und ihre Erweiterungen **76**
04 auf der theologischen Ebene **79**
05 auf der theologischen Ebene **80**
06 ihre Erweiterungen auf der theologischen Ebene **82**
Gruppen
vitale, kognitive, tätige **211**
Hagiotherapie 7, 8, 9, 13, **21**, **22**, **24**, 44, 45, 46, **55**, **103**, **105**, **193**, **200**, **211**, **226**, 228, 231
Heilung **8**, **9**, 21, 24, 38, 44, 47, 50, 55, **56**, 57, 70, 83, 85, 95, **102**, 103, 104, **190**
drei Säulen der Heilungsmöglichkeit **24**
Prozess der **189**
Herz **132**
Higgs-Mechanismus
siehe Urknall 17
Hilfe können erfahren **95**

Hoffnung.......... **144**
Information.......... **167**, **201**, 206
Grund-.......... **55**
in den Genen.......... 41
neue.......... **55**
Intellekt.......... **128**
Ivančić.......... **208**
Kapitulation.......... **161**, **163**
Käse.......... **15**, **33**
Kern - innerer gesunder.......... **95**, **190**
Klugheit.......... **157**
Kommunikation.......... **21**, 22, 39, 62, 63
Körper
der geistige.......... **42**
der menschliche.......... **10**, 22, 24, 41, 42, 45, **84**, 92, 116, **191**, 227
Kreativität und Kultur.......... **136**
Kroatien, kroatisch.......... 12, 21, 41, 48
Leben.......... **121**
Lebensphasen.......... **77**
Leid, Leiden.......... 8, 12, **19**, **21**, 95, **124**, 172
Selbstmitleid.......... 122
Leiden - Arten der
01 kognitiver Bereich.......... **182**
02 axiologischer Bereich.......... **183**
03 interpersonaler Bereich.......... **184**
04 religiöser Bereich.......... **186**
Liebe.......... **142**
Löcher im Käse.......... **15**, **33**
Logotherapie.......... 19, **47**, **53**
Kapitel 6.......... **193**
Mangel.......... **15**, 16, **21**, 30, **34**, 55, **83**, 85, **86**, 90, 108
an Gutem.......... **16**, **34**
an Liebe.......... **14**, 84, **89**, 113, 142
Folge von ... falsche Schuldgefühle.......... **89**, **124**
Folge von ... Selbstvernichtungsneigung.......... **90**
Kennzeichen von ... an Gesundheit.......... **85**
subjektiver / objektiver.......... **89**
Mäßigkeit.......... **156**
Meditationen A Zuspruch der bedingungslosen Liebe des Schöpfers

A. a. Kontakt zu mir selbst. Das bin ich **31**
A. b. Verwurzeln im Sein **51**
A. c. Das Sein umgibt mich **58**
A. d. Verbindung mit der Existenz **60**
A. e. Grundmeditation **73**
01 als Zuspruch, geliebt zu sein **73**
02 Grundmeditation erweiterte **74**
03 Erweiterungen der Grundmeditation **76**
04 Grundmeditation auf der theologischen Ebene **79**
05 erweiterte Grundmeditation auf der theologischen Ebene **80**
06 Erweiterungen auf der theologischen Ebene **82**
A. f. Ich bin gewollt. JEMAND hat mich gewollt. **97**
A. g. Universelle Arznei **96**
01 Fallschirm **97**
02 Deine Tiefe liebt mich **97**
03 Verzeih mir **98**
04 Schön, dass es dich gibt **99**
Meditationen B "Ursache und Wirkung"
B. a. Bereich der Ahnen - genetischer Bereich **179**
B. b. Bereich - existenzieller **108**
B. c. Bereich - Basis **113**
B. d. Bereich - alltäglicher **116**
B. e. Bereich der Organe **119**
01 Person **119**
02 Leben **121**
03 Gewissen **122**
03a falsche Schuldgefühle **124**
04 Intellekt **128**
05 freier Wille **131**
06 Herz **132**
07 Charakter **134**
08 Gedächtnis und Erinnerung **135**
09 Kreativität und Kultur **136**
10 Sexualität **139**
12 Liebe **142**
13 Hoffnung **144**

14 geistige Augen und Ohren **146**
15 geistige Arme und Beine **147**
16 Tugenden **149**
17 Geduld **150**
18 Treue **151**
19 Großzügigkeit **152**
20 Gemeinschaft/Geselligkeit **153**
21 Friede **154**
22 Demut **155**
23 Mäßigkeit **156**
24 Klugheit **157**
25 Stärke **158**
26 Gerechtigkeit **159**
27 Reinheit, Einfachheit **160**
28 Kapitulation **161**
29 Sammlung **107, 165**
30 Bewusstsein **166**
31 Information **167**
32 Traumata **169**
33 andere geistige Leiden **171**
34 Objektive Wunde **172**
35 andere geistige Leiden - Suizid, Suizidgedanken **176**
B. f. Bereich - symptomatischer **181**
B. g. Typen - Arten der Leiden **182**
01 kognitiver Bereich **182**
02 axiologischer Bereich **183**
03 interpersonaler Bereich **184**
04 religiöser Bereich **186**
B. h. Bereich der Gewohnheiten **188**
B. i. Stärkung der Geistseele im Prozess der Heilung **189**
B. j. Heilung vom inneren Kern heraus **190**
Meditationen durch die Lebensphasen 73
meditieren - wie **29**, 191
Menschen 32
Merkmale des Geistes beim 21, **37**
Morphologie – Wissenschaft der Formenbildung 231
Kennzeichen der Leiden in den Strukturen und Organen 232

Naturgesetze - moralische **13**, 25
objektive Wunden.. **172**
Ordnung
01 als Struktur neu entdeckt **217**
02 als Struktur in der Gruppe der vitalen Organe **218**
03 als Struktur in der Gruppe der kognitiven Organe **219**
04 als Struktur in der Gruppe der tätigen Organe **220**
Organe .... 22, 101, *Siehe* Meditationen
Paradoxe Intention.. **195**
Pathologie **12**, 213, 226, 229
Person 13, 19, 38, 54, **119**
Philosophie **16**, **33**, **56**
Praxisteil Kapitel 5 - siehe detailliertes Inhaltsverzeichnis **101**
Prinzipien.. 167
Psyche.. **10**, **24**, **37**, 42, 45, 47, 68, **83**, 227
Psychologie.. **24**, 38, 193
PTBS - Posttraumatisches Belastungssyndrom **11**
Quantenphysik 167, **239**, **240**
Regeln... 13
Reinheit **160**
Sammlung **107**, **165**
Schmerzen 8, **136**, 170, 230
Schöpfer..**19**, **20**, 21, **26**, 30, 32, **47**, **48**, 53, **54**, 58, **61**, **63**, **70**, 71, 83, 86, 100, 106, 107, **119**, 166, **206**, 213, **215**, **223**, **226**
Schöpfung 13, 25
Schöpfungsordnung 217
Schuld 27, 108, 123
Schuld / Schuldgefühle
falsche **124**
Seele 8, 10, 22, 42, 43, 44, 45, 68, **84**, 92, **191**
Sehnen
als Struktur neu entdeckt **221**
Sexualität.. **139**
Sinn.. 8, 23, 30, 39, 167, 189, 197
01 Wille zum **194**
02 als Struktur neu entdeckt **197**
03 Mangel an Sinn durch Lebenssituationen **198**
04 Mangel an Sinn durch Entscheidungen **199**
Spekt **43**

Stärke **158**
Stärkung im Prozess der Heilung **190**
Studienwoche 2010 Inhaltsverzeichnis **228**
Suizid, suizidal 55, **176**
Symptomatischer Bereich **181**
Symptome 91, 230
Theorie und Praxis - Strukturen und Organe
siehe Meditationen **105**
Therapie **9**, 42, **45**, 54, **55**, 213, 229
Transzendentalien
siehe Grundeigenschaften des Seins **34**
transzendieren
Selbsttranszendenz 46
Trauma 11, **169**, 172
Treue **151**
Tugenden **149**
Umkehr **40**, **48**, 49, 63, 70, 83
unbegrenzt 32, **56**
Universelle Arzneien **97**
unsterblich 191
Urknall **17**
Ursprung 50, **166**, 220
Urwissen **41**, **86**
Vergebung **93**, **100**, 118, 179, 184
Verletzungen 45, 88
Werte **14**, **36**, 38, 70
Wille - freier Wille **131**
Wissenschaft 16, 39, **40**, 41, 42, **43**, 44, **45**, **63**, **70**, 179, 240
Wunden 10, **12**, **15**, 25, **27**, **83**, 104, 230
Grad der **27**
objektive **174**
Würde 8, **54**, **55**, 119
Zagreb 11, 63, 91, 228
Zellen 17, **40**, **42**, **43**, 45, **46**, 53, **55**, **70**, 116, 135, 179
Zentrum 11
Zitate
Hirschhausen Dr. Eckart von **56**, 61, **65**, 68
Pecher Erika **44**, 46, 88, **191**
Philosoph - unbekannt **68**

Detailliertes Inhaltsverzeichnis

Inhaltsverzeichnis 5

Vorwort 7

Einleitung 8

1. Kapitel: Was unterscheidet den Menschen von Tieren und Pflanzen? 9

Wortbedeutung „Anthropologische Medizin“ 9
Wortbedeutung „Hagiotherapie“ 9
Anthropologische Medizin untersucht und heilt mit der Methode der Hagiotherapie die Geistseele 10
Anthropologische Medizin und Hagiotherapie ist in ihrem Kern gebunden an die moralischen Naturgesetze 13
Es gibt objektive Werte 14
In der Philosophie ist das Böse ein Mangel an Gutem 16
Die Frage der Philosophen heißt: 16
Was ist Existenz? Was ist Dasein? 16
Schöpfer 18
Wie entsteht der Mensch? 19
Die Beziehung des Menschen zum Schöpfer ist gestört 20
Kommunikation – wesentlicher Bestandteil der Hagiotherapie 21
Es gibt drei Ebenen der Geistseele. 23
Drei Säulen der Heilungsmöglichkeit 24
Hagiotherapie ist eine Methode der Anthropologischen Medizin. 25
Der Mensch als Wesen der Entscheidung 26
Die Sehnsucht im Menschen nach der Fülle 27
Einteilung nach dem Grad der Wunden 27
Jeder Mensch kann „meditieren“ 29
Meditation „Das bin ich“ 31

2. Kapitel: Der Mensch ist unbegrenzt. So kann er erkennen, lernen, wachsen 32

Wissenschaftliche und neurowissenschaftliche Aussagen über den Geist des Menschen 32

Mit dem Bereich des Geistes befassen sich 32
Mit dem Bereich des Geistes befasst sich die Philosophie 33
Die Transzendentalien, die vier Grundeigenschaften des Seins 34
Wer ist der Mensch, was ist der Geist in ihm? 35
Woran erkennen wir, dass es einen Geist gibt? 36
Merkmale des Geistes beim Menschen 37
Philosophische Aussagen über den Geist 38
Mit dem Bereich des Geistes befasst sich die Religion 39
Mit dem Bereich des Geistes befasst sich die Theologie........... 39
Mit dem Bereich des Geistes befasst sich die Kunst 39
Mit dem Bereich des Geistes befassen sich die Neurowissenschaften und die moderne Gehirnforschung 40
Neurobiologen sagen 40
Jede Zelle hat Bewusstsein 41
Jedes negative Wort zerstört Zellen im Gehirn 43
Der Mensch kennt den Schöpfer.. 47
Die Umkehr zum Schöpfer heilt 48
Meditation „Verwurzeln im Sein“ 51
Der Geist hat eigene Gesetzmäßigkeiten 51
In jeder Zelle des Menschen ist Geist....................................... 52
Beim Menschen ist Bewusstsein ein Prozess 56
Im Folgenden finden Sie zwei Meditationen, die Ihnen helfen tiefer auf die Ebene des Geistes zu steigen................................... 57
Meditation „Das Sein umgibt mich“ 58
Meditation „Existenz“ 60

3. Kapitel: Nur was ich empfangen habe, kann ich weitergeben 61

Die drei Bereiche der Kommunikation....................................... 62
Kommunikation mit mir selbst 62
Kommunikation mit anderen 63
Kommunikation mit dem Schöpfer 63
Der Mangel im geistigen Bereich des Menschen 64
Was wir oft tun prägt sich in unser Gehirn ein 67
Eine geistig gesunde Person 70
Grundmeditation... 73
Erweiterte Meditation.. 74
Grundmeditation und ihre Erweiterungen 76

Die Schritte durch die Lebensphasen: 77
Die theologische Dimension des Menschen - ein Exkurs.......... 77
Grundmeditation durch die Lebensphasen auf der theologischen Ebene 79
Erweiterte Grundmeditation auf der theologischen Ebene 80
Die Grundmeditation und ihre Erweiterungen auf der theologischen Ebene. 82

4. Kapitel: Wir alle haben „Mangel" 83

Was macht nun den Geist des Menschen aus? 83
Was verursacht Mangel in der Geistseele?............................ 86
Böses verursacht Mangel in der Geistseele 86
Begierde verursacht Mangel in der Geistseele 88
Leid verursacht Mangel in der Geistseele 88
Wir unterscheiden objektiven und subjektiven Mangel an Liebe 89
Beispiel: Künstliche Befruchtung.. 91
Beispiel: Migräne 93
Beispiel: Alkoholproblem.. 94
Wer kann Hilfe in der Geistseele erfahren? 95
Hoffnungslose Fälle gibt es nicht 95
Vier Schritte zur Heilung, die jeder Mensch gehen kann 96
1. Universelle Arznei – „Fallschirm" 97
2. Universelle Arznei – „Deine Tiefe liebt mich" 97
3. Universelle Arznei – „Bitte verzeihe mir"......................... 98
4. Universelle Arznei – „Schön, dass es dich gibt" 99
Vergebung heilt Zellen im Gehirn 100
Vergebung geschieht in vier Schritten................................. 100

5. Kapitel: Der Weg der Anthropologischen Medizin und der Hagiotherapie in der Praxis 101

Ursache und Wirkung 102
Der Dreierschritt in der Hagiotherapie 103
Organe und Strukturen der Geistseele in Gedanke – Wort – Tat... 107
Sammlung.. 107
Die Ausarbeitung folgt dem Inhaltsverzeichnis 2010............. 108
Existenz 108
Basis 113

Alltäglicher Bereich 116
Im Folgenden werden die Bereiche nach den Organen beschrieben 119
Person 119
Leben 121
Gewissen 122
Berechtigte und falsche Schuldgefühle – Unterpunkt zu Gewissen 124
Intellekt 128
Verstand 129
Intuition 130
Freier Wille 131
Herz 132
Charakter 134
Gedächtnis und Erinnerung 135
Kreativität und Kultur 136
Sexualität 139
Glaube und Vertrauen 141
Liebe 142
Hoffnung 144
Geistige Augen und Ohren 146
Geistige Arme und Beine 147
Tugenden 149
Geduld 150
Treue 151
Großzügigkeit 152
Gemeinschaft / Geselligkeit 153
Friede 154
Demut 155
Mäßigkeit 156
Klugheit 157
Stärke 158
Gerechtigkeit 159
Reinheit 160
Verschiedene andere Strukturen 161
Kapitulation 161
Kapitulation als Vorgang 163
Der Vorgang der Kapitulation 163
Der Vorgang nach der Kapitulation 164

Sammlung 165
Bewusstsein 166
Information – als Struktur neu entdeckt 167
Traumata 169
Andere geistige Leiden 171
Objektive Wunde - als Struktur neu entdeckt 172
Falsche Einstellungen 176
Thema Angst 177
Ahnen 179
Die Ausarbeitung folgt wieder dem Inhaltsverzeichnis von 2010. 181
Symptomatischer Bereich 181
Typen – Arten der Leiden 182
Leiden im Bereich des Erkennens – kognitiv 182
Typen – Arten der Leiden 183
Leiden im Bereich des sich Entscheidens – axiologisch .. 183
Typen – Arten der Leiden 184
Leiden im zwischenmenschlichen Bereich – interpersonal 184
Typen – Arten der Leiden 186
Leiden im religiösen Bereich 186
Gewohnheiten 188
Stärkung der Geistseele im Prozess der Heilung 189
Heilung vom inneren Kern heraus 190
Zur Unterstützung der Arbeit an der Geistseele empfiehlt Frau Erika Pecher folgende Schritte zur täglichen Meditation 191
Am Ende dieser Ausführungen erzähle ich eine kurze Geschichte 192

6. Kapitel: Unterscheidung der Anthropologischen Medizin mit der Methode der Hagiotherapie zur Psychologie - dargelegt an Aussagen der Logotherapie 193

Sinn – als Struktur neu entdeckt 197

7. Kapitel: Mikro- und Makrotherapie in der Anthropologischen Medizin und der Hagiotherapie 200

Mikrotherapie - am Beispiel Asperger-Autismus 200
Makrotherapie - ein Weg in Gemeinschaft 205

8. Kapitel: Stellvertretende Schritte der Hagiotherapie gehen 208

9. Kapitel: Die Entwicklung geht weiter 211

Einteilung der Strukturen und Organe in drei Gruppen 211
Der Bezug der Struktur Ordnung in den drei Gruppen. 214
Ordnung – als Struktur neu entdeckt 217
Sehnen - als Struktur neu entdeckt 221

Schlusswort 223

Anhang 226

Erläuterungen zum Aufbau des Buches 226
Inhaltsverzeichnis zum II. Internationalen Studium der Hagiotherapie 2010 in Zagreb 228
Morphologie – Wissenschaft der Formenbildung 231
Tabelle zur Morphologie - Kennzeichen der Leiden in den Strukturen und Organen 232
Persönliche Erkenntnisse zur Quantenphysik 239

Sachregister 241

Detailliertes Inhaltsverzeichnis 249

Quellenverzeichnis 255

Literaturliste 258

Quellenverzeichnis

Bauer Joachim, Das Gedächtnis des Körpers,
Wie Beziehungen und Lebensstile unsere Gene steuern, Ulm 2010
Beck Matthias, Der Krebs und die Seele,
Gen – Geist – Gehirn – Gott, Schöningh, Paderborn 2004
Böschemeyer Uwe, Mut zum Neubeginn,
Logotherapeutische Beratung in Lebenskrisen, Herder, Freiburg 1988
Duden, Die deutsche Rechtschreibung, Auflage 24, Duden-Verlag

Hrsg.: Deutscher Bücherbund Stuttgart, Knaurs Lexikon, überarbeitete Auflage 1976

Hirschhausen Dr. med. Eckart von, Glück kommt selten allein, Hamburg, Rowohlt Verlag, 7. Auflage 2009

Hohmann Angela, Wörtliche Mitschriften der Schulungen von Marienstatt 2008 und Wigratzbad 2008 nach den CD – Aufnahmen von Prof. Ivančić, (z.B. CD 05 / S. 3)

Ivančić, Prof. Dr. Tomislav:

- Diagnose der Seele und Hagiotherapie, 2. Auflage, Salzburg 2006
- Begegnung mit dem lebendigen Gott, 4. Ausgabe, Salzburg 2004
- 33 Meditationen, Auf dem Weg zur Sinnfindung, Salzburg 2007
- Schulungen und Supervision in Zagreb, Marienstatt, Pfaffenhofen, Schönstatt, in den Jahren 2006 – 2012
- CDs der Exerzitien in Wigratzbad 2008 und Marienstatt 2008, (z.B. CD 05 / S. 3)
- Internationales Studium der Hagiotherapie, Zagreb 2010, Mitschrift von H. Winter-Stein
- CDs des II. Internationalen Studiums der Hagiotherapie, Zagreb 2010, Deutsche Übersetzung,
- Radiosendung des kroatischen katholischen Radios über „Hagiotherapie und Kommunikation“ am 7. 10. 2008, übersetzt ins Deutsche
- Skript zum II. Intern. Studium der Hagiotherapie, Zagreb 2010
- Skript zum IV. Intern. Studium der Anthropologischen Medizin und der Hagiotherapie, Zagreb 2012
- Therapie des Geistes, 2. Auflage, Salzburg 2007

Jöergensen Ole Sylvester Asperger: Syndrom zwischen Autismus und Normalität; Diagnostik und Heilungschancen, Beltz-Verlag, Weinheim, 4. Auflage 2009

Kulovits Daniel, Evangelisationsseminar, Fulda 2007, Skript Winter-Stein

Lukas Elisabeth, Lehrbuch der Logotherapie, Profilverlag, München 2006

Marinović Dr. med. Marina, 6 Grund- und Praxisschulungen in Fulda, 2004-2006, Skript Winter-Stein

Müller Jörg, Verwünscht, verhext, verrückt oder was? Gibt es dämonisch bedingte Störungen? Was sagen Psychologie und Theologie dazu? Wer kann helfen? Betulius Verlag GmbH 2001

„Planet Wissen", Fernsehsendung am 17.04.2010 in der Wiederholung um 8.00 Uhr, WDR

Pecher Erika, Diplomarbeit in Hagiotherapie „Im Anfang war das Wort der Liebe – zur Methode der Hagiotherapie", Maihingen 2009

Rolf Elisabeth, Skript zum III. Internationalen Studium der Hagiotherapie, Zagreb 2011, Vechta

Rolf Elisabeth, Vortrag beim 1. Internationalen wissenschaftlichen Symposium über die Hagiotherapie, Zagreb 2006

Hrsg.: Centar zu duhovnu pomoć, Zagreb (Zentrum für geistige Hilfe, Zagreb), Sammelband

Stein Edith, Endliches und ewiges Sein, Werk, Band 2, Herder, Freiburg 1935/36

Stöckler Andrea, Skript zum I. Internationalen Studium der Hagiotherapie, Zagreb 2009, Sipplingen 2009

Tageszeitung „Trierischer Volksfreund", Bericht über das Experiment zum Urknall 31.03.2010

Tiefenthaler Sr. M. Renate, Zusammenfassende Ausarbeitung zum III. Internationalen Studium zur Methode der Hagiotherapie, Zagreb 2011, Rosenheim 2011

Vrdoljak Ivo und Silva, Formation in Wigratzbad 2010

Vrdoljak Silva, II. Internationales Studium der Hagiotherapie, Zagreb 2010, Crnèk Lela, „Übungen“, Mitschrift – Winter-Stein

Warnke, Prof. Dr. Ulrich, Universität des Saarlandes, Tele-Akademie SWR Fernsehen Vortrag bei der Gesellschaft für Arbeitsmethodik in der Badner Halle Rastatt, Vorlesung am 18.12.2011

Thema: Information und Energie – die Grundbausteine des Lebens

Pfad zu den Vorlesungen: SWR Teleakademie – Suche – Name und Titel eingeben. http://www.tele-akademie.de/begleit/ta111218.htm

West Christopher, Theologie des Leibes für Anfänger - Einführung in die sexuelle Revolution nach Papst Johannes Paul II, Fe-Medien-Verlag 2005

Weyer Marianne, Wochenendseminar „Fürchte dich nicht“ am 17./18.03.2012 in Lebach, CD, Luxembourg 2012

Winter-Stein Hildegard, Schmelz:
PowerPoint Präsentation über den gesamten Lehrstoff der Hagiotherapie auf der Grundlage

- der Schulungen der Jahre 2004 – 2006 in Fulda bei Frau Dr. Marinović
- des Buches „Diagnose der Seele“ von Professor Ivančić
- der Vorlesungen vom I. – III. Internationalen Studium der Hagiotherapie von Professor Ivančić, Zagreb, in den Jahren 2009 -2011
- der Diplomarbeit in Hagiotherapie: „Entwicklung eines „Patientenbogens“ zur Übertragung der Angaben des Fragebogens in der Hagiotherapie in eine übersichtliche Tabelle unter Einbeziehung der Therapieschritte für den jeweils konkreten Fall mit Ergebnissicherung“, Schmelz 2007
- Eigene Mitschriften der Schulungen seit 2004: Grundschulungen, Praxis-schulungen, Supervisionen, Evangelisationsseminare, Weiterbildungsseminare,
- Internationale Studien in Zagreb bis 2013

Literaturliste

Weiterführende Literatur vor allem zu philosophischen und wissenschaftlichen Autoren.

Alberti Bettina, Seelische Trümmer, Die Nachkriegsgeneration im Schatten des Kriegstraumas, Kösel, 5. Aufl. 2013

Bauer Joachim, Das Gedächtnis des Körpers, Wie Beziehungen und Lebensstile unsere Gene steuern, Ulm 2010, Eichhorn-Verlag

Beck Mathias,
- Seele und Krankheit, Psychosomatische Medizin und theologische Anthropologie, Schöningh 2000
- Der Krebs und die Seele, Gen – Geist – Gehirn – Gott, Schöningh, Paderborn 2004

Böschemeyer Uwe, Mut zum Neubeginn, Logotherapeutische Beratung in Lebenskrisen, Herder, Freiburg i. Br. 1988

Frankl Viktor E.,
- Ärztliche Seelsorge, Grundlagen der Logotherapie und Existenz-analyse, Reinhardt, München 1993
- Das Leiden am sinnlosen Leben, Psychotherapie für heute, Herder, Freiburg 1996
- Der leidende Mensch. Anthropologische Grundlagen der Psychotherapie, Huber, Bern 1996
- Der Wille zum Sinn. Ausgewählte Vorträge über Logotherapie. Piper, München 1996
- Der unbewusste Gott, Psychotherapie und Religion, Kösel, München 1991
- Logotherapie und Existenzanalyse, Texte aus sechs Jahrzehnten, Psychologie Verlags Union, Weinheim / Bergstraße 1994

Goleman D. EQ. Emotionale Intelligenz, Deutscher Taschenbuch Verlag 1997

Ivančić, Prof. Dr. T, Ins Deutsche übersetzte Bücher; Verlag Media Maria. (Diese Literatur stammt in der Originalausgabe aus der Zeit vor 2008):
- 33 Meditationen auf dem Weg zur Sinnfindung,
- Abba, lieber Vater
- Aggressivität und Vertrauen
- Auf dem Weg zur Sinnfindung - CD
- Begegnung mit dem lebendigen Gott
- Dem Menschen geistlich helfen
- Diagnose der Seele und Hagiotherapie

- Folge mir nach
- Folge mir nach - CD
- Für eine bessere Welt
- Für Ermüdete
- Gott verändert
- Grundlagen der Hagiotherapie
- Heilung des Menschen in der Hagiotherapie
- Heilung im Gebet
- Schön, dass es dich gibt
- So sollt ihr beten
- Therapie des Geistes
- Wer ist der Mensch
- Wie Familie und Ehe zu heilen sind
- Wiederkehr der Hoffnung

Jöergensen Ole Sylvester Asperger: Syndrom zwischen Autismus und Normalität; Diagnostik und Heilungschancen, Beltz-Verlag, Weinheim, 2009

Jores Arthur,
- Der Mensch und seine Krankheit, Klett, Stuttgart 1956
- Menschsein als Auftrag, Huber, Stuttgart 1978

Kandel Eric, Larry Squire, Gedächtnis, Die Natur des Erinnerns, Spektrum, Akademischer Verlag 2009

Kandel Eric, Auf der Suche nach dem Gedächtnis, Die Entstehung einer neuen Wissenschaft des Geistes, Goldmann-Verlag 2009

Lukas Elisabeth,
- Lehrbuch der Logotherapie, Profilverlag, München 2006
- Auch dein Leben hat Sinn, Logotherapeutische Wege zur Gesundung, Herder, Freiburg 1995

Müller Jörg, Verwünscht, verhext, verrückt oder was?
Gibt es dämonisch bedingte Störungen? Was sagen Psychologie und Theologie dazu? Wer kann helfen? Betulius Verlag GmbH 2001

Remschmidt Helmut, Autismus, Erscheinungsformen, Ursachen, Hilfen, Verlag: C.H. Beck oHG, München 3. Auflage 2005

Stein Edith, Endliches und ewiges Sein, Werk, Band 2, Herder, Freiburg 1935/36

Ustorf Anne-Ev, Wir Kinder der Kriegskinder, Die Generation im Schatten des 2. Weltkrieges, Herder, Freiburg 3. Auflage 2012

Young William Paul, Die Hütte, Roman, Ullstein-Buch-Verlage GmbH, Berlin 2011

Die Stille ist ein geistiges Prinzip.